Dr. Norman Schmid

Mein Weg in die Entspannung

ausgeglichen, beschwerdefrei und leistungsfähig

maudrich

Dr. Norman Schmid
Klinischer Psychologe und Gesundheitspsychologe, Neuro- und Biofeedback-
Therapeut; Leitung des Fachbereiches Psychologie bei Dr. Schmid & Dr. Schmid,
Hygieia-Gesundheitsförderung, Praxis für Psychologie und Medizin; Leiter des
Berufsverbandes Österreichischer Psychologen, Landesgruppe NÖ. Organisation
von Projekten, Seminaren und Fachtagungen.
www.schmid-schmid.at
www.worklifebalance.at

Bibliografische Information der Deutschen Nationalbibliothek
Die Deutsche Nationalbibliothek verzeichnet diese Publikation in der Deutschen
Nationalbibliografie; detaillierte bibliografische Daten sind im Internet über
http://dnb.d-nb.de abrufbar.

Copyright © 2013 maudrich Verlag
Eine Abteilung der Facultas Verlags- und Buchhandels AG, Wien, Austria
Alle Rechte, insbesondere das Recht der Vervielfältigung und der Verbreitung
sowie der Übersetzung in fremde Sprachen sind vorbehalten.
Umschlaggestaltung: Florian Spielauer
Typografie & Satz: Norbert Novak, MEDIA-N.at
Umschlagfoto: © Helder Almeida – fotolia.com
Druck: Ferdinand Berger & Söhne GmbH, Horn, Österreich
CD-Vervielfältigung: Peter Denk Discexpress, Hagenbrunn, Österreich
ISBN 978-3-85175-978-5

Für meine Mutter Jutta
Für Martina, Olivia und Jasper
Und für alle, die sich auf dem Weg in die Entspannung befinden.

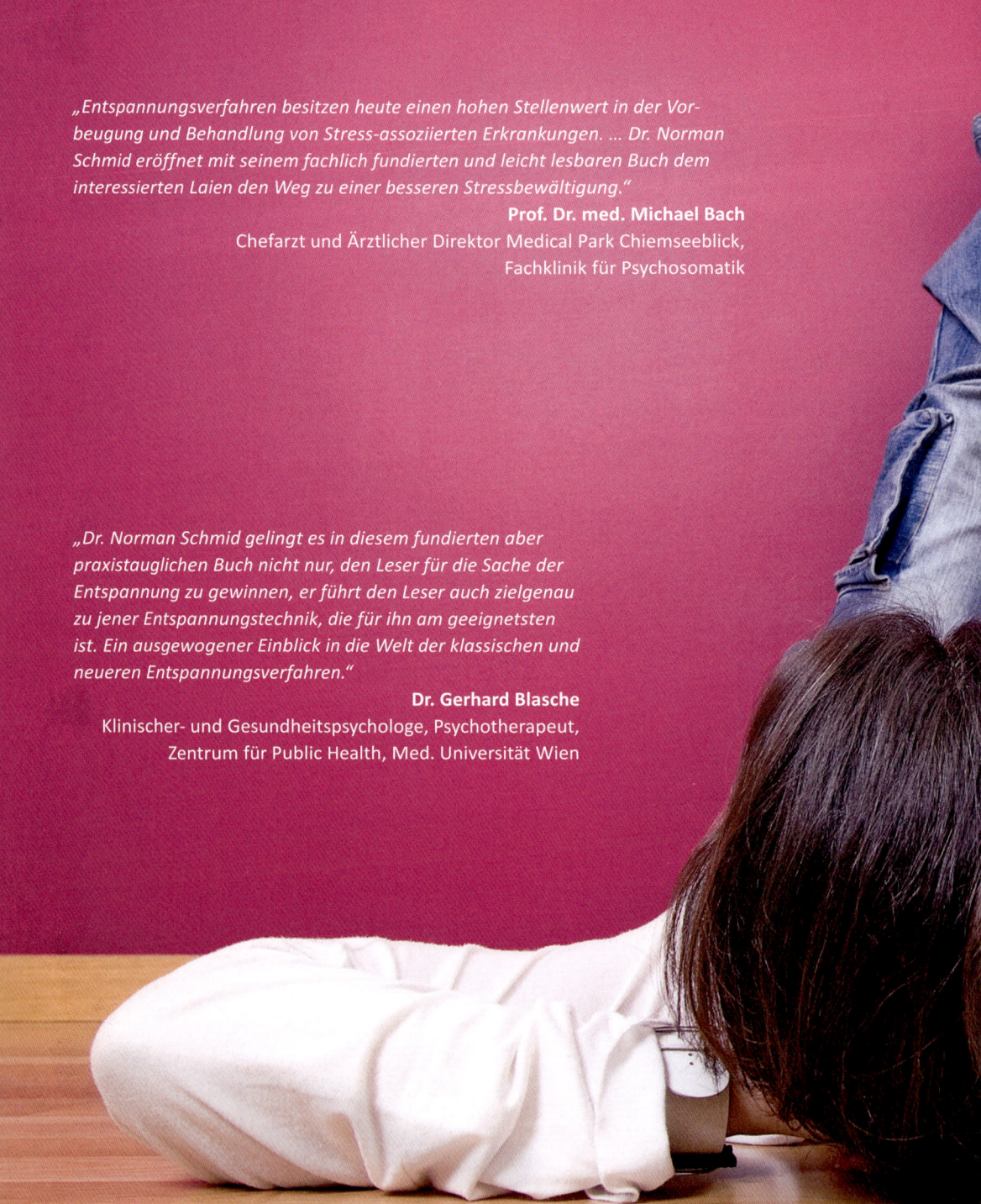

„Entspannungsverfahren besitzen heute einen hohen Stellenwert in der Vorbeugung und Behandlung von Stress-assoziierten Erkrankungen. ... Dr. Norman
Schmid eröffnet mit seinem fachlich fundierten und leicht lesbaren Buch dem
interessierten Laien den Weg zu einer besseren Stressbewältigung."

Prof. Dr. med. Michael Bach
Chefarzt und Ärztlicher Direktor Medical Park Chiemseeblick,
Fachklinik für Psychosomatik

„Dr. Norman Schmid gelingt es in diesem fundierten aber
praxistauglichen Buch nicht nur, den Leser für die Sache der
Entspannung zu gewinnen, er führt den Leser auch zielgenau
zu jener Entspannungstechnik, die für ihn am geeignetsten
ist. Ein ausgewogener Einblick in die Welt der klassischen und
neueren Entspannungsverfahren."

Dr. Gerhard Blasche
Klinischer- und Gesundheitspsychologe, Psychotherapeut,
Zentrum für Public Health, Med. Universität Wien

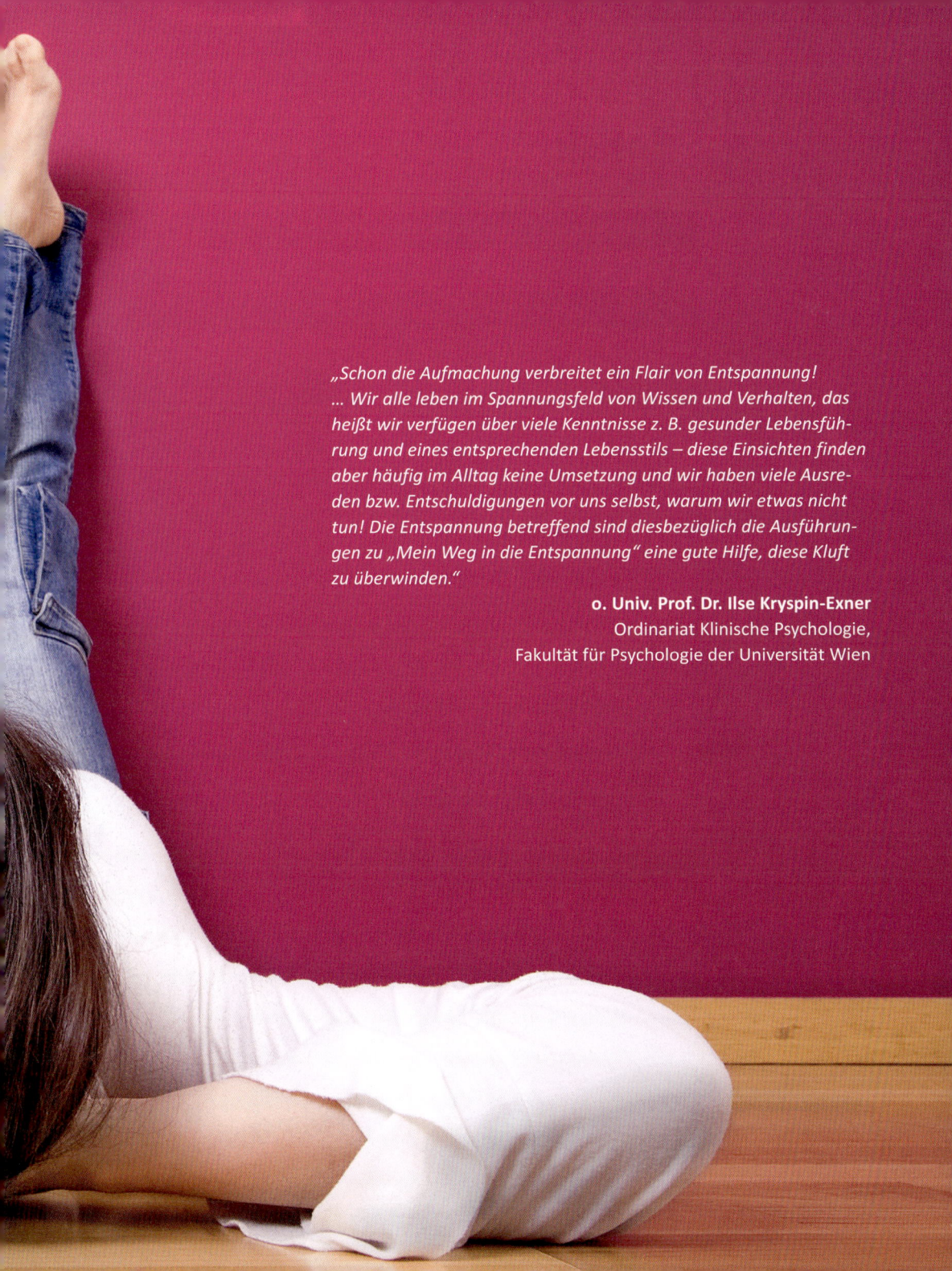

„Schon die Aufmachung verbreitet ein Flair von Entspannung!
... Wir alle leben im Spannungsfeld von Wissen und Verhalten, das
heißt wir verfügen über viele Kenntnisse z. B. gesunder Lebensführung und eines entsprechenden Lebensstils – diese Einsichten finden
aber häufig im Alltag keine Umsetzung und wir haben viele Ausre-
den bzw. Entschuldigungen vor uns selbst, warum wir etwas nicht
tun! Die Entspannung betreffend sind diesbezüglich die Ausführun-
gen zu „Mein Weg in die Entspannung" eine gute Hilfe, diese Kluft
zu überwinden."

o. Univ. Prof. Dr. Ilse Kryspin-Exner
Ordinariat Klinische Psychologie,
Fakultät für Psychologie der Universität Wien

Inhalt

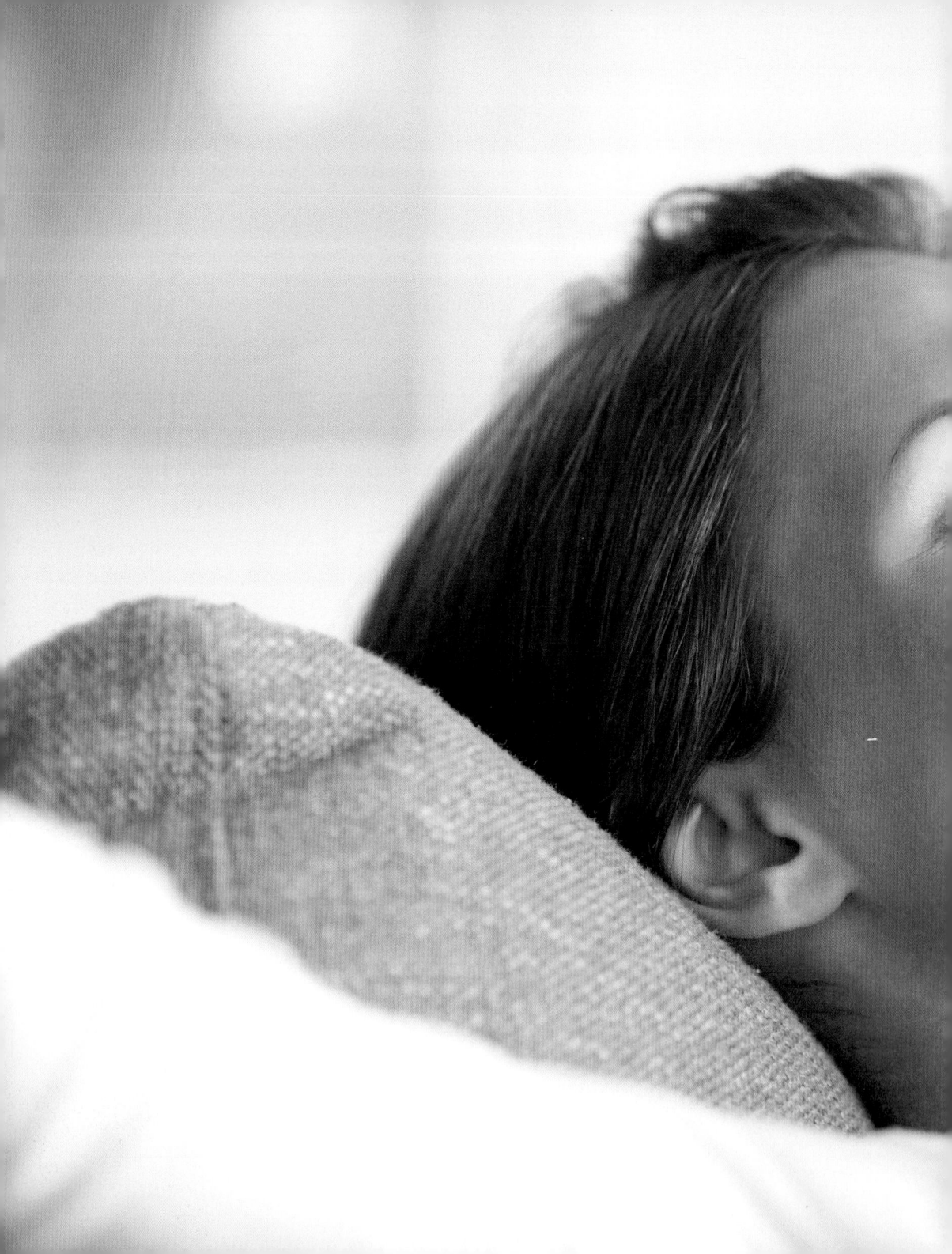

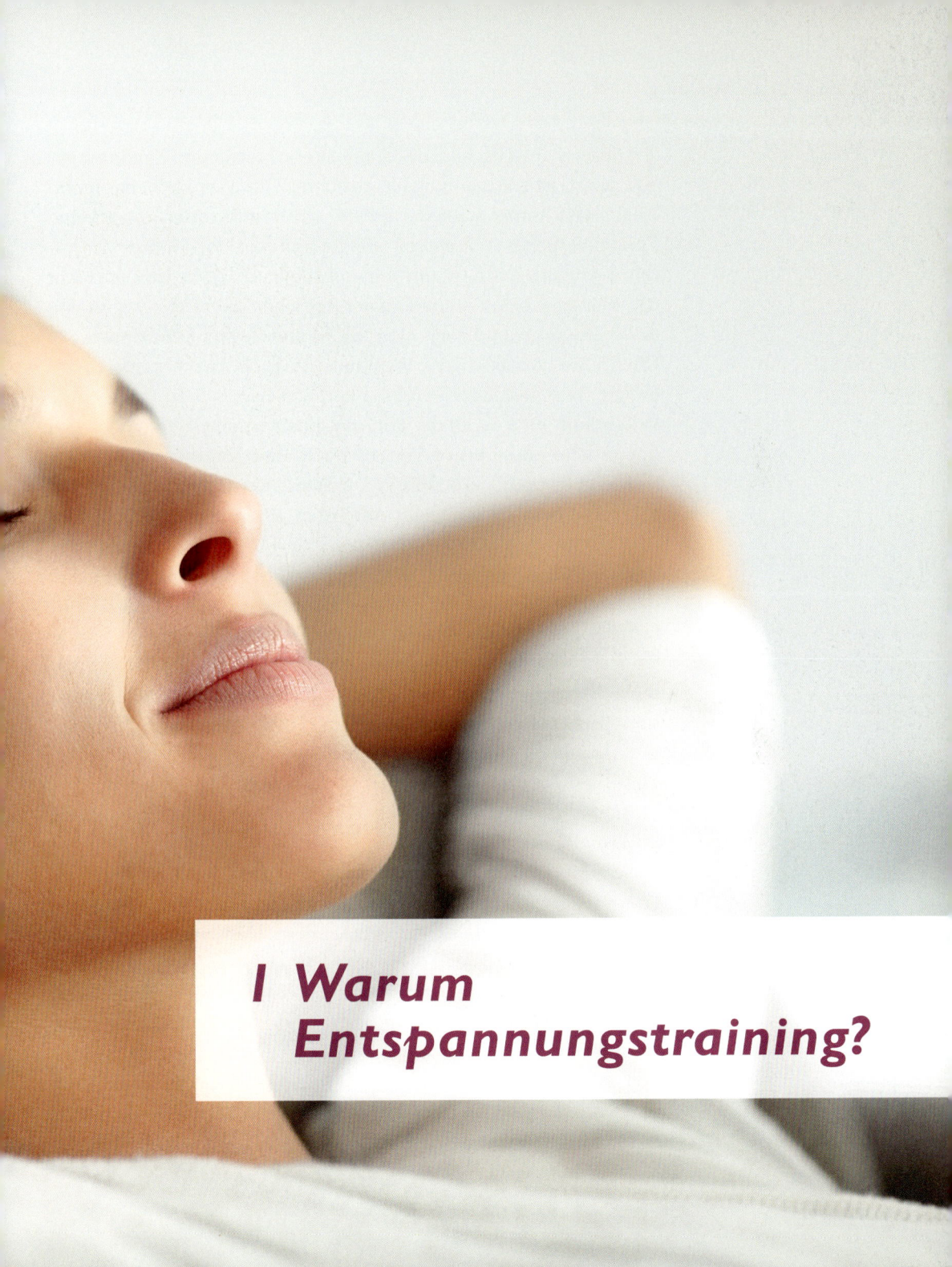

I Warum Entspannungstraining?

„Muße ist der schönste Besitz von allen." (Sokrates)

In unserer Gesellschaft, die durch Stress, Hektik und Zeitdruck geprägt ist, ist Entspannung ein kostbares Gut. Wer kennt das nicht: Alles muss immer schneller gehen, am besten sofort, es ist keine Zeit zu verlieren. Wir sparen ständig Zeit und doch haben wir immer weniger davon. Kaum jemand bleibt davor verschont: nicht der Manager eines Autozulieferer-Betriebes, nicht die Angestellte in der Boutique und auch nicht die Mutter zweier Kleinkinder.

Das Thema „ausgewogene Work-Life-Balance" beschäftigt sich seit einigen Jahren mit der Vereinbarkeit von Berufs- und Privatleben. Wie schafft man es, in der Führungsposition eines Unternehmens mit einem All-inclusive-Vertrag noch Zeit für die Familie, geschweige denn für sich selbst zu finden? Wie kann eine Angestellte nach einem stressreichen Arbeitstag abschalten und den Kopf freibekommen. Und wie schafft es eine Mutter, ihre zwei Kinder bestmöglich zu erziehen, den Haushalt in Schuss zu halten und dabei nicht ganz auf die privaten Bedürfnisse zu vergessen? Einfache Fragen, für die es keine allgemein gültigen Antworten gibt. So dreht sich die Stress-Spirale von Jahr zu Jahr schneller. Immer mehr Menschen sind von Überlastungsproblemen und psychosomatischen Beschwerden betroffen. Burn-out ist längst zu einer Volkskrankheit geworden.

Muss das so sein? Ist die Zunahme von Stress und Überlastung unvermeidbar?

Viele fühlen sich in der Stress-Spirale gefangen, betrachten sich als Opfer der gesellschaftlichen Entwicklungen und sehen selbst keine Möglichkeiten, daran etwas zu ändern. Damit liegen sie bis zu einem gewissen Ausmaß auch gar nicht so falsch. Schließlich reagieren wir auf das, was uns umgibt und auf uns einwirkt. Wenn in der Arbeit der Druck des Vorgesetzten oder der Kunden zunimmt, dann ist es nur schwer möglich, gelassen und entspannt zu bleiben. Wenn man selbst ehrgeizig ist und nach mehr strebt, so kann einen das ganz schön unter Druck setzen. Ein Druck, der in diesen Fällen freilich selbst gemacht ist.

Wie auch immer die Belastung, der Stress entsteht – ob von außen oder selbst gemacht –, es gibt immer Möglichkeiten, diese Belastung zu mildern, abzupuffern oder auch ganz zu verhindern. Und dadurch die Entwicklung von Stressbeschwerden und Burn-out abzufangen.

Von den verschiedenen psychologischen Stressmanagement-Strategien nehmen die Entspannungstrainings eine Sonderstellung ein. Sie gehören zu den Universalisten. Jeder kann Entspannung lernen. Bei fast allen Beschwerden ist Entspannung hilfreich. Und einmal gelernt, bleiben sie im eigenen Selbstmanagement-Repertoire. So, wie man Radfahren nicht mehr verlernt, wenn man es einmal gelernt hat, verhält es sich auch mit der Entspannung. Wobei natürlich auch hier nur Übung den Meister macht!

Jetzt werden vielleicht einige Leser einwenden, dass es auch Menschen gibt, die sich nicht entspannen können oder, dass Entspannung nicht alle Beschwerden sofort wegbläst. Stimmt. So einfach ist es nicht und so schnell geht es ebenfalls nicht immer. Nicht jedes Entspannungstraining ist für jeden Menschen geeignet. Nicht

Folgende Entspannungstrainings lernen Sie in diesem Buch kennen:

↘ Atemtraining – die Basis jeder Entspannung (siehe S. 70 ff.)

↘ Progressive Muskelentspannung – reloaded (siehe S. 81 ff.)

↘ Autogenes Training – Kurzform (siehe S. 95 ff.)

↘ Achtsamkeits-Meditation (siehe S. 105 ff.)

↘ Imagination – Gedankenreise (siehe S. 117 ff.)

↘ Biofeedback – mit Computerunterstützung den Körper kontrollieren (siehe S. 127 ff.)

↘ Neurofeedback – mit Computerunterstützung das Gehirn/die Schaltzentrale kontrollieren (siehe S. 131 ff.)

jede Entspannungsübung ist für alle Beschwerden gleichermaßen wirksam. Deshalb ist es wichtig, vorab genau auszuwählen, welches Entspannungstraining für Sie am besten geeignet ist.

Dieses Buch vermittelt Ihnen einen Überblick über die wichtigsten Entspannungstrainings. Mit den praxisnahen Übungen können Sie sofort ins Training einsteigen. Sie lernen auch die verschiedenen Vorteile der einzelnen Trainings kennen. Schließlich leiten Sie die vier Schritte zum maßgeschneiderten Entspannungstraining dazu an, genau jene Entspannung auszuwählen, die am besten zu Ihnen passt.

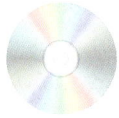

Zu jedem dieser Trainings finden Sie ausführliche Informationen und praktische Anleitungen. Sie können sofort mit dem Training beginnen. Die beigelegte Audio-CD macht das Üben zu Hause noch deutlich einfacher. So können Sie sich einfach zurücklehnen, den Anleitungen auf der CD folgen und sich von der Musik treiben lassen.

Die Stress-Gesellschaft

Bestandsaufnahme

Entspannung und Regeneration sind heute wichtiger denn je. Insgesamt leidet mehr als die Hälfte der Bevölkerung an stressbedingten Beschwerden. Dazu gehören Schlafstörungen, Depressionen, Bluthochdruck, Rückenschmerzen, Kopfschmerzen und viele mehr. Die Zahl der von Burn-out – dem Überlastungssyndrom – Betroffenen nimmt von Jahr zu Jahr zu. Ein Ende ist nicht abzusehen.

Mehr und mehr Menschen in unserer Gesellschaft leiden unter Stress, haben keine Zeit, hetzen von einer Aktivität zu nächsten und fühlen sich zunehmend fremdgesteuert. In alltagssprachlichen

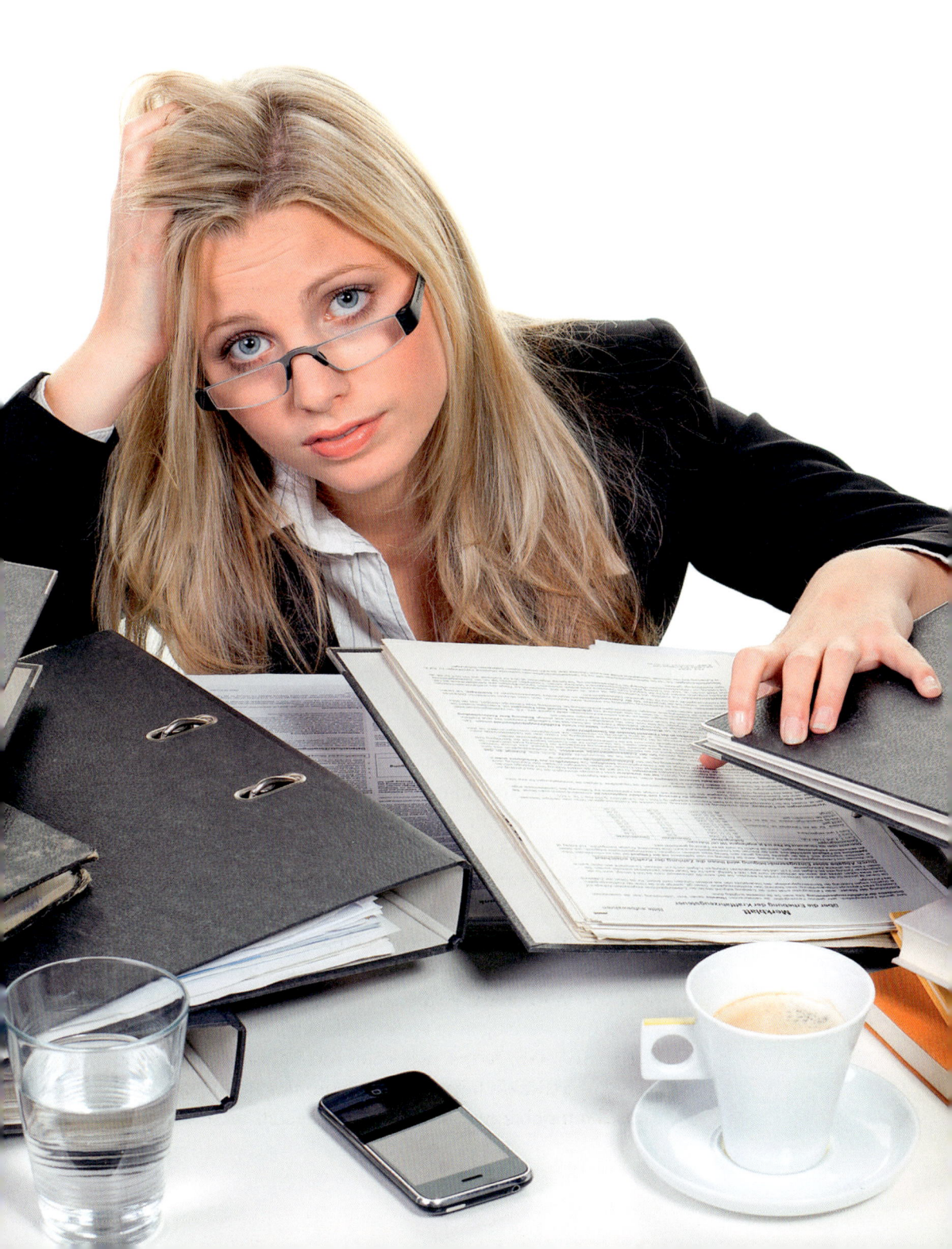

Aussagen, in den Medien und auch in der wissenschaftlichen Forschung ist das Thema „Stress" ein Dauerbrenner, in letzter Zeit gewürzt mit dem Burn-out-Begriff. Wo zunächst Stress und Burnout noch „Privilegien" von Managern und Führungskräften waren, haben diese heute alle Berufe und Lebensbereiche erfasst. Von der Chefetage bis zur Putzfrau sind die Menschen gleichermaßen betroffen. Sogar die Freizeit bleibt vom Stress nicht verschont und auch der Ruhestand ist für manche eher zu einem Unruhestand geworden.

Work-Life-Balance: Das Spannungsfeld zwischen Beruf und Privatleben

Macht uns die Arbeit krank oder ist unser privater Lebensstil für die Zunahme von Stress verantwortlich? Beides gleichermaßen und doch ist manchmal eher der Beruf und ein andermal eher der private Stress der Auslöser. So wird einen der Arbeitsplatz krank machen, wenn es Konflikte mit dem Chef gibt, die Arbeit unbefriedigend ist, ständiger Zeitdruck herrscht und darüber hinaus auch mit den Arbeitskollegen kein gutes Auskommen möglich ist. Ein intaktes und unterstützendes Familienleben wird dabei die negativen Folgen nur etwas hinauszögern, jedoch nicht aufhalten können.

Andererseits hilft der beste Arbeitsplatz nichts, wenn beispielsweise wegen einer Trennung zu Hause gerade ein Rosenkrieg herrscht, sich die Freunde auf die Seite des (Ex-)Partners geschlagen haben und einem zu Hause sprichwörtlich die Decke auf den Kopf fällt.

Verschiedene Szenarien, die eines gemeinsam haben: den Verlust des natürlichen Gleichgewichtes, mit allen seinen negativen Folgen. Ob dies körperliche Erkrankungen oder psychische Beschwerden sind, hängt vor allem von der persönlichen Konstitution und verschiedenen Ressourcen – unseren Kraftquellen – ab. Dabei muss hinzugefügt werden, dass manche Menschen erstaunlich robust sind. In der psychologischen Praxis erlebt man immer wieder, dass auch nach vielen Jahren des Raubbaus an der eigenen Gesundheit einzelne Menschen noch weiter funktionsfähig und mit sich auch (noch) sehr zufrieden sind. Der Begriff „funktionsfähig" ist dabei ganz bewusst gewählt. Viel mehr als „zu funktionieren" ist dann nämlich nicht mehr zu erwarten. Wohlbefinden, Glück und Lebenszufriedenheit? Fremdwörter für Menschen mit ungesundem Lebensstil, bei dem mehr und mehr auf das eigene Gleichgewicht vergessen wird. Die Betroffenen empfinden das Ungleichgewicht auch gar nicht als störend, sondern finden ihren Lebensstil ganz normal. Schließlich machen es die Arbeitskollegen und Freunde ja auch nicht anders. Und über Stress zu klagen, ist ja auch ein Zeichen des eigenen Erfolges.

Sollte das tatsächlich so sein oder läuft etwas grundlegend falsch, wenn negativer Stress zu einem Dauerzustand wird?

Hintergründe

Doch wie kommt es dazu, dass Stressbeschwerden so alltäglich sind? Halten die Menschen heute weniger aus als früher? Oder nehmen die Belastungen einfach zu? Die psychologische Stressforschung unterscheidet Stressoren, Stressreaktionen und Ressourcen. Stressoren sind Anforderungen von außen und innen, also mögliche Belastungen. Stressreaktionen sind unsere körperlichen, gedanklichen und gefühlsmäßigen Reaktionen auf diese Stressoren.

Wie viele Menschen fühlen sich am Arbeitsplatz belastet?

Am Arbeitsplatz klagen 60 % aller Personen über körperliche oder psychische Beschwerden. Bei 30–40 % der Erwerbstätigen sind laut Statistik Austria psychische Belastungen vorhanden. Eine Befragung des Landesinstituts für Gesundheit und Arbeit Nordrhein Westfalen hat bei 48 % Erschöpfung, bei 43 % Nicht-abschalten-Können und bei 39 % Lustlosigkeit und Ausgebranntsein ergeben. Die Anzahl der Arbeitsunfähigkeitstage aufgrund psychischer Beschwerden hat im 10-Jahres-Abstand um fast 90 % zugenommen, wie die deutsche Krankenkasse „DAK Gesundheit" berichtet. Im gleichen Zeitraum sind die Arbeitsunfähigkeitstage aufgrund körperlicher Beschwerden um „nur" 35 % gestiegen. Wobei auch hier ein hoher Anteil von psychosomatischen Beschwerden angenommen werden kann.

Alarmierende Zahlen, die aufzeigen, dass es dringend an der Zeit ist, etwas zu tun. Dabei ist es nicht ratsam, sich auf gesellschaftliche oder politische Veränderungen zu verlassen. Günstiger ist es, selbst aktiv zu werden und das eigene Stressmanagement zu optimieren. Dann kann es auch in einer Stressgesellschaft gelingen, ruhig und gelassen zu bleiben.

Wie häufig sind psychische Beschwerden?

Bei einer groß angelegten internationalen Untersuchung wurde festgestellt, dass ca. 27 % der Bevölkerung an psychischen Störungen leiden. Die häufigsten Beschwerden bei Erwachsenen sind Ängste (12 %), Schlafstörungen (10–20 %), Depressionen (9 %) und Somatoforme Störungen – körperliche Beschwerden ohne körperliche Ursache (11 %). Bei Kindern ist ADHS – das Aufmerksamkeitsdefizitsyndrom mit und ohne Hyperaktivität – mit 5 % am häufigsten. Aber auch Ängste und Depressionen im Kindes- und Jugendalter nehmen rasant zu.

Insgesamt leidet im Laufe des Lebens jeder Zweite einmal an einer psychischen Störung! Bei einem Großteil dieser Beschwerden spielen Belastungen und Stress eine entscheidende Rolle. Sowohl bei der Entstehung als auch im weiteren Verlauf. In der Stress-Gesellschaft sind psychische Beschwerden somit mehr Normalität als Ausnahme.

Und Ressourcen sind unsere Möglichkeiten, mit dem Stress umzugehen. Dabei reagieren wir nicht alle mit dem gleichen Verhalten bei Stress, sondern jeder von uns hat sein ganz besonderes Stressmuster.

Wir reagieren unterschiedlich auf Stress-Situationen.

Häufige Stressoren im Beruf sind Zeitdruck, fachliche Überforderung oder Konflikte mit dem Chef und den Arbeitskollegen. Private Stressoren sind Konflikte mit dem (Ehe-)Partner, finanzielle Sorgen oder mangelnde Vereinbarkeit von Beruf und Familie. Umgangssprachlich werden diese Situationen mit Stress gleichgesetzt. Das wird der Wirklichkeit aber nicht gerecht. Schließlich reagiert nicht jeder auf potenzielle Stressoren mit einer Stressreaktion. So, wie beim einen ein besonders anspruchsvolles Projekt im Beruf rasch einmal zur Überforderung führt, ist es für den anderen eine willkommene Abwechslung zum monotonen Arbeitsalltag und eine positive Herausforderung.

Häufige berufliche und private Stressoren

Berufliche Stressoren	Private Stressoren
Zeitdruck	Konflikte, Streit mit dem (Ehe-)Partner
Vorgaben, die nicht erreicht werden können	Konflikte oder Sorgen wegen der Kinder
Konflikte mit dem Chef	Konflikte mit Verwandten (Eltern etc.)
Konflikte mit Arbeitskollegen	Belastende oder fehlende Freundschaften
Mangelndes Lob und Anerkennung	Zu wenig Zeit für die eigenen Bedürfnisse
Unzureichende Arbeitsmittel	Konflikte mit Nachbarn
Mangelnder Gestaltungsspielraum	Unzufriedenheit mit der Wohnsituation
Überforderung oder Unterforderung	Finanzielle Sorgen
Arbeitslosigkeit	

Ist Stress immer negativ?

Tatsächlich hat Stress umgangssprachlich eine negative Bedeutung und wird fast immer als negatives Ereignis beschrieben. Aber ist Stress immer negativ? In der Psychologie wird bereits seit den Anfängen der Stressforschung zwischen positivem Stress und negativem Stress unterschieden. Hans Selye, österreichisch-ungarischer Wissenschafter und „Vater der Stressforschung", hat bereits in den 1950er-Jahren von Eustress und Distress gesprochen. Die Vorsilben eu- und di- kommen aus dem Griechischen. Eu bedeutet „gut und schön", di bedeutet „schlecht". Der Eustress ist somit der positive Stress, der Distress der negative Stress. Und auch im Alltag kennen viele die aktivierende, anregende und positive Wirkung von Herausforderungen. Wer ist nicht stolz darauf, etwas geschafft zu haben, besonders dann, wenn es einiges an Energie und Aufwand bedurft hat? Denken Sie nur an eine sportliche Leistung, wie eine große Bergtour, oder ein schwieriges Projekt im Beruf, das Sie mit Bravour gemeistert haben. Das sind jene Momente im Leben, in denen das Leben nicht nur Sinn macht, sondern in denen auch eine tiefe innere Befriedigung entsteht. Wenn dazu noch Lob von außen kommt, umso besser. In diesem Sinne kann positiver Stress auch die „Würze des Lebens" sein, wie dies von Hans Selye beschrieben wurde.

Herausforderungen sind „positiver" Stress.

Die Beschreibung von Stress ist somit nicht so einfach, wie dies auf den ersten Blick erscheint. Doch was macht nun den Unterschied zwischen positivem Stress und negativem Stress aus?

Wie entsteht negativer Stress?

Wie bereits kurz ausgeführt, werden Stressoren, Stressreaktionen und Ressourcen unterschieden. Wenn es um die Entstehung von negativem und positivem Stress geht, dann ist das Zusammenspiel aller drei Bereiche entscheidend.

Das transaktionale Stressmodell, das Richard Lazarus, ein früherer Professor für Psychologie an der Universität von Kalifornien, seit den 1960er-Jahren entwickelt hatte, erklärt, wie Stress entsteht. Dabei wird deutlich, dass wir nicht passiv auf Stressoren reagieren,

Stressor – Stressreaktionen – Ressourcen

Stressoren führen zu Stressreaktionen, Ressourcen puffern die Stressreaktionen ab

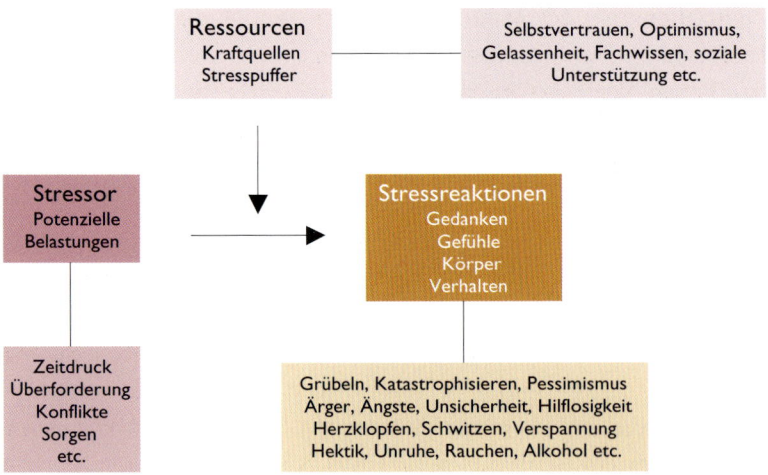

20

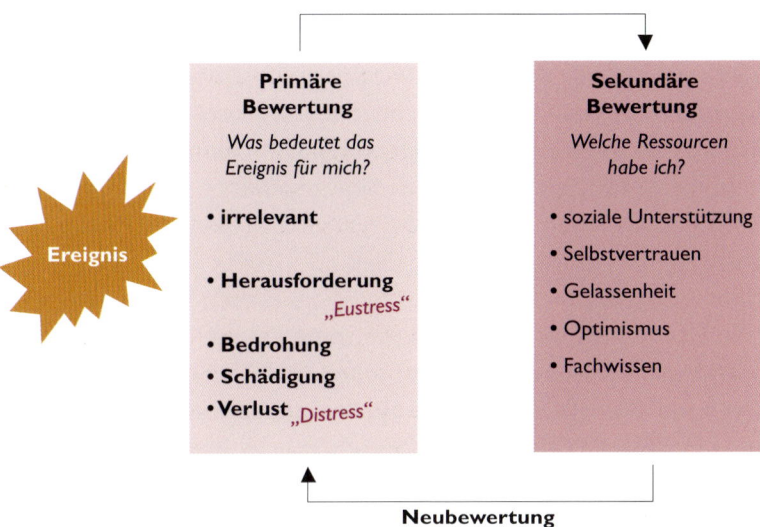

Das transaktionale Stressmodell (Gestaltung nach einer Idee von Dr. Gerhard Blasche)

sondern Stress in unserem Kopf entsteht. Es gibt eine Transaktion – eine Wechselwirkung zwischen uns und den Stressoren: Ein bestimmtes Ereignis, ein potenzieller Stressor, wird zunächst einmal blitzschnell bewertet. Was bedeutet das Ereignis für mich? Ist es bedrohlich, eine Herausforderung oder ohne Bedeutung? Wenn es irrelevant ist, dann ist der Stressprozess auch schon wieder beendet. Wenn es eine Herausforderung darstellt, dann entwickelt sich positiver Stress (Eustress) – wir fühlen uns gefordert, sind voller Energie und Tatendrang. Wenn das Ereignis jedoch bedrohlich ist, dann ist der erste Schritt für negativen Stress – Distress – getan. Es wird dann in einer zweiten Bewertung überprüft, wie mit der bedrohlichen Situation umgegangen werden kann. Die eigenen Ressourcen – die Möglichkeiten, die Situation zu bewältigen – werden analysiert. Wobei diese Analyse meist automatisch funktioniert und uns kaum bewusst wird. Als Ressourcen werden Unterstützung von anderen, Stressmanagement-Strategien, Fachwissen, Optimismus und anderes eingesetzt. Je mehr Ressourcen Sie aktivieren können, umso besser sind Sie für die Belastung gewappnet – und der Stress wird sich in Grenzen halten. Wenn Sie jedoch feststellen, dass Sie der bedrohlichen Situation nichts entgegenzusetzen haben, dann werden Sie die Belastung größer einstufen. Auf diese Weise entsteht der Anfang einer negativen Stress-Spirale.

Unser Denken bestimmt maßgeblich unser Stressempfinden.

Der bedeutendste Faktor bei der Entstehung von negativem oder positivem Stress ist also unser Denken. Unsere Gedanken stellen ganz automatisch die Weichen für die weiteren Stressreaktionen. Und tatsächlich hat der subjektive Stress oft nicht so viel mit den objektiven Belastungen zu tun. Jeder Mensch erlebt die Welt etwas anders. Wir gestalten uns unsere Wirklichkeit selbst. Und diese subjektiven Wirklichkeiten weichen vom einen zum anderen mitunter stark ab.

Das erklärt auch, weshalb wir alle so unterschiedlich auf die Bedrohungen in unserer Umwelt reagieren. Der Optimist wird auch bei großen Belastungen noch ein Licht am Ende des Tunnels sehen, wohingegen der Pessimist bereits bei den kleinsten Schwierigkeiten die mögliche Katastrophe vermutet.

Die Gründe für das unterschiedliche Erleben und Reagieren von und auf Stressoren sind vielfältig.

Zu den wichtigsten zählen:

↘ die eigene Persönlichkeit
↘ die Stresserfahrungen im Verlauf des eigenen Lebens
↘ prägsame positive und negative Erlebnisse
↘ Ressourcen (Stressmanagement-Strategien, Wissen, praktische Fertigkeiten etc.)
↘ aktuelle Belastungen und Stressoren

Wie wirkt sich Stress auf Psyche und Körper aus?

Dass sich Stress auf den Körper auswirkt, ist schon lange bekannt. Bereits in den 1920er-Jahren hat Walter B. Cannon die Kampf-Flucht-Reaktion beschrieben. Diese wird ausgelöst, wenn das psychische oder körperliche Gleichgewicht bedroht oder gestört ist. Der Körper reagiert mit einem Notfallprogramm, das bereits unsere Vorfahren vor zwei bis drei Millionen Jahren in der Steppe Afrikas zur Verfügung hatten. Es ging darum, zu kämpfen oder zu flüchten. Darauf musste der Körper natürlich vorbereitet sein. Wenn wir auch heute nicht mehr gegen Mammuts oder Säbelzahntiger kämpfen, so gibt es doch viele Situationen im Berufs- und Privatleben, die das uralte Notfallprogramm der Kampf-Flucht-Reaktion auslösen. Wie wirken sich Stressreaktionen im Körper also konkret aus?

Stress: das „Notfallprogramm" unseres Körpers

Stressreaktionen im Körper:
- ↘ Adrenalin und weitere Stresshormone werden in den Körper gepumpt.
- ↘ Die Atmung wird rascher und tiefer. Herzfrequenz und Blutdruck steigen. Der Körper wird aktiviert, um rasch reagieren zu können.
- ↘ Das Blut wird vom Verdauungstrakt abgezogen. Schließlich geht es in einer Notsituation nicht darum, genüsslich das Frühstück zu verdauen.
- ↘ Die Muskulatur und das Herz-Kreislauf-System werden mit mehr Blut versorgt. Es geht darum, Kraft zu mobilisieren, zu laufen oder zu kämpfen.
- ↘ Zucker wird von der Leber freigegeben, Energie wird mobilisiert.

Stressreaktionen in der Psyche:
Die gesamte Wahrnehmung wird auf die Bedrohung gerichtet. Die Aufmerksamkeit wird eingeengt. Es ist jetzt nicht wichtig, welche Werbung im Radio läuft oder ob Schäfchenwolken am Himmel vorbeiziehen.
Automatische Strategien werden abgerufen. Das, was gut trainiert wurde, wird jetzt eingesetzt. Das müssen aber nicht immer brauchbare Strategien sein. Mitunter werden Handlungen gesetzt, die die Situation verschlimmern. Oder es fehlen passende Ressourcen.

Dann kommt es zu Panikreaktionen oder dem Erstarren (Freezing). Es bleibt zu wenig Zeit für ruhiges Überlegen. Was jetzt zählt, ist Geschwindigkeit. Das ist gut, wenn es darum geht, bei einem Feueralarm schnell aus dem Gebäude zu laufen. Das ist schlecht, wenn Sie sich über den Chef ärgern und impulsiv etwas tun (kämpfen oder flüchten), was Sie später bereuen.

Relativ rasch kommen auch intensive Gefühle auf: Angst, Ärger, Unsicherheit oder Verzweiflung.

Stressreaktionen im Verhalten und bei Sozialbeziehungen:
- Stress führt häufig zu Unruhe und Hektik.
- Durch Reizbarkeit und Aggressivität werden die Sozialkontakte schwieriger.
- Es können leichter Konflikte auftreten.
- Ungünstige Stressbewältigungsversuche, wie Rauchen, vermehrter Genuss von Alkohol, Essanfälle oder andere exzessive Verhaltensweisen schaukeln das Stressproblem weiter auf.

Diese Stressreaktionen machen grundsätzlich Sinn, haben sie doch das Überleben unserer Spezies gesichert. Die Alarmreaktionen im Körper und der Psyche haben einerseits den Schutz des Lebens gewährleistet. Andererseits wird der Mensch besonders dann kreativ, wenn es ungemütlich wird und das Wohlbefinden und die Gesundheit bedroht sind. So sind viele kreative Entwicklungen aus Notlagen heraus entstanden. Wie sagt man doch so schön: „Not macht erfinderisch.“

Neben diesem tieferen Sinn der Stressreaktionen führen diese jedoch in unserer heutigen Welt oft zu Problemen. Wann ist es schon sinnvoll, zu kämpfen oder zu flüchten? Im Büro, wenn der Chef seinen Ärger an einem Mitarbeiter auslässt? Wenn Sie im Stau auf dem Weg zur Arbeit stecken bleiben? Bei Konflikten mit der Familie? Sicher nicht. Das ist auch der Grund für die Entwicklung so vieler Stresserkrankungen. Unser Körper wird wie in der Frühzeit der Menschheit – vor ca. zwei bis drei Millionen Jahren –

auf ein Notfallprogramm vorbereitet. Der Körper wird mit Stresshormonen vollgepumpt und der gesamte Organismus auf Kampf oder Flucht eingestellt. Wenn wir jedoch im Büro oder zu Hause dazu angehalten sind, ruhig zu bleiben, uns zu kontrollieren und die Fassung zu bewahren, dann führt dies zu einem Aufstauen des körperlichen und psychischen Drucks. Wird dieser nicht „abgelassen" – durch körperliche Aktivität, Sport oder Entspannung – dann entstehen Probleme: psychosomatische und psychische Beschwerden.

Aufgestauter Druck führt zu stressbedingten Beschwerden.

Muss man dies so hinnehmen? Welche Lösungen bieten sich an, um die Entwicklung von Stressbeschwerden abzufangen?

Lösungen

Die gute Nachricht für alle Stressgeplagten: Es gibt ausgezeichnete Strategien, um Stress und Stressbeschwerden abbauen zu können. Oder noch besser, so frühzeitig anzusetzen, damit es erst gar nicht zu einer negativen Stress-Spirale kommt.

Die Stressmanagement-Strategien
1. Strategie: den Stress vermeiden
Wenn es möglich ist, dann ist es die beste Strategie, den Stress einfach zu vermeiden. So muss man sich weder mit den Folgen noch mit der Wahl geeigneter Lösungen beschäftigen. Und kann weiter ganz entspannt bleiben. Das ist zum Beispiel in der Arbeit möglich, wenn man die Verantwortung für ein neues Projekt auf den Arbeitskollegen abwälzen kann. Oder noch besser, wenn sich dieser freiwillig zur Verfügung stellt, da er eine neue Herausforderung sucht.

Damit sieht man aber auch, dass es nicht immer sinnvoll ist, Stress zu vermeiden. Schließlich ist Stress nicht nur „die Würze des Lebens", wie weiter oben ausgeführt, sondern auch dazu geeignet, Neues auszuprobieren und neue Fertigkeiten zu entwickeln. Besonders dann, wenn wir Herausforderungen und Schwierigkeiten überwinden können, entwickelt sich auch eine besondere Befriedigung. Das ist wiederum gut für das Selbstvertrauen.

Also, denken Sie daran, dass ein potenzieller Stressor auch für Sie ein Gewinn an Erfahrung und Selbstvertrauen sein könnte.

2. Strategie: das Stress-Problem lösen
(problemlöseorientiertes Stressmanagement)
Das problemlöseorientierte Stressmanagement beschäftigt sich damit, Lösungen für Probleme zu entwickeln. Die Strategien setzen an der Person selbst und an der (Arbeits-)Umgebung an. In der Arbeits- und Organisationspsychologie wird dabei von verhaltensorientierten Maßnahmen (die an der Person ansetzen) und verhältnisorientierten Maßnahmen (die am Unternehmen ansetzen), gesprochen. Eine Kombination von beiden hat die beste und vor allem nachhaltigste Wirkung.

Verhältnisorientierte Strategien im Beruf:
↘ organisatorische Verbesserung, wie z. B. Aufgabenverteilung oder Ablaufplanung
↘ Führungskompetenz steigern
↘ Einbindung der Mitarbeiter in Veränderungsprozesse
↘ Kommunikation zwischen Abteilungen fördern
↘ geeignete Arbeitsumgebung und Arbeitsmittel, wie z. B. PC-Ausstattung, geeignete Pausen- und Erholungsräume. Manche Betriebe stellen für die Mitarbeiter auch Entspannungsliegen zur Verfügung, damit diese einen sogenannten Power-nap machen können: ein Kurzschlaf von maximal 20 Minuten, der zu wunderbarer Erholung und Regeneration führt.
↘ etc.

Verhältnisorientierte Strategien im Privatleben:
↘ in einer Wohnung oder einem Haus leben, in der/dem Sie sich wohlfühlen

↘ geeigneter Raum und Rückzugsmöglichkeiten für jedes Familienmitglied
↘ freie Zeit für Hobbys einplanen
↘ etc.

Verhaltensorientierte Strategien im Berufs- und Privatleben:
↘ Förderung fachlicher Kompetenzen (z. B. Einarbeitung in neue Software)
↘ Selbstmanagement, Zeitmanagement
↘ persönliche Arbeitsorganisation optimieren (Prioritäten setzen etc.)
↘ kommunikative und soziale Kompetenzen entwickeln (Nein sagen, Unterstützung suchen etc.)
↘ etc.

3. Strategie: die Sichtweise ändern
(bewältigungsorientiertes Stressmanagement)
Beim transaktionalen Stressmodell wurde die Bedeutung der Gedanken bei der Stress-Entwicklung dargestellt. Das bewältigungsorientierte Stressmanagement richtet sich an die selbstkritische Überprüfung und Änderung eigener Stress erzeugender oder stressverschärfender Gedanken. Es wird auch von kognitiver Umstrukturierung gesprochen, wobei unter Kognitionen alle Gedankenmuster und Einstellungen verstanden werden, die in unserem Kopf herumgeistern. Vor allem, wenn eine Stresssituation nicht lösbar ist, kann durch eine Neubewertung eine andere Sichtweise entstehen. Dadurch wird die Situation als weniger belastend oder sogar als Herausforderung empfunden und somit zum Eustress.

„Wenn du negativ denkst, darfst du nichts Positives erwarten."
(Patrice Jeancourt)

Bewältigungsorientierte Strategien im Beruf und im Privatleben:
↘ Perfektionsdenken kritisch überprüfen, die eigenen Leistungsgrenzen akzeptieren
↘ Schwierigkeiten nicht als Bedrohung, sondern als Herausforderung interpretieren
↘ auf eigene Erfolge stolz sein

↘ sich positive Erlebnisse bewusst machen

↘ an unangenehmen Gefühlen von Verletzung oder Ärger nicht festhalten, sondern diese loslassen

↘ rigide Vorstellungen und Erwartungen an andere hinterfragen, die Realität akzeptieren

↘ etc.

4. Strategie: die Stressreaktionen reduzieren
(emotionsorientiertes Stressmanagement)

Nicht alle Stressfaktoren können (oder sollen) vermieden werden, denn Stressreaktionen sind auch ein zentraler Bestandteil unseres Lebens. Beim emotionsorientierten Stressmanagement geht es darum, körperliche und psychische (kognitive, emotionale) Stressreaktionen zu reduzieren und abzubauen. Langfristig soll dadurch die eigene Belastbarkeit und das psychophysische Gleichgewicht aufrechterhalten werden.

↘ Entspannungsübungen (Progressive Muskelentspannung, Atemtraining, Autogenes Training etc.)

↘ Bewegung und Sport

↘ gesunde Ernährung

↘ regelmäßiger Ausgleich durch Hobbys

↘ lernen, die kleinen Dinge des Alltags zu genießen (Genusstraining)

↘ ausreichend Schlaf

↘ Erholungspausen im Tagesablauf

↘ etc.

Entspannungsübungen nehmen unter den verschiedenen Stressmanagement-Strategen eine zentrale Stellung ein. Beim emotionsorientierten Stressmanagement werden sie besonders hervorgehoben, gelingt es doch durch regelmäßige Entspannung, die Stresseffekte, die sich über den Tag aufbauen, wieder zu reduzieren und dadurch das natürliche Gleichgewicht herzustellen. Aber auch bei den anderen Stressmanagement-Strategien spielt die Entspannung eine besondere Rolle. Probleme lassen sich umso besser lösen, wenn man einen ruhigen Kopf bewahren kann. Im entspannten Zustand ist es auch leichter möglich, neue Sichtweisen einzunehmen. Besonders kreative Lösungen für komplexe Probleme bedürfen eines gewissen Abstandes. Ist man mitten im Problem drinnen, sieht man sprichwörtlich den Wald vor lauter Bäumen nicht.

Entspannung hilft dabei, etwas Abstand zu gewinnen und einen besseren Überblick zu erreichen. Sie haben das vielleicht schon selbst einmal erlebt, dass sich eine Lösung für ein Problem partout nicht auftun wollte. Umso weniger, je intensiver Sie daran gearbeitet haben. Nach einer Pause, in der Sie mit den Gedanken ganz woanders waren, war die Lösung dann sonnenklar.

Entspannung: Abstand gewinnen und den Blickwinkel ändern

Die verschiedenen Stressmanagement-Strategien greifen natürlich ineinander, wie Teile eines Puzzles, die zusammen erst das Ganze bilden. Es macht Sinn, die verschiedenen Ansätze zu kombinieren und je nach Stresssituation auszuwählen, welche Variante die bestmögliche ist. Entspannungsübungen können dabei auf verschiedenen Ebenen eingesetzt werden: bei der Verarbeitung von Emotionen (emotionsorientiert), bei der Beruhigung der Gedanken (bewältigungsorientiert) und bei der Entwicklung neuer Lösungen (problemlöseorientiert). Entscheidend ist das Wissen, das eigene Geschick selbst in der Hand zu haben und dadurch auch in Stresssituationen gelassen und sicher bleiben zu können.

Aktivität und Erholung – das natürliche Gleichgewicht

Der Rhythmus des Lebens besteht aus Aktivität und Erholung. Jede aktive Phase führt zu einer Phase der Erholung, auf Anspannung folgt Entspannung. Das natürliche Gleichgewicht besteht aus dem

„Unser Leben ist eine ständige Abfolge von verschiedenen Zuständen und Gefühlen. Nichts ist bleibend, nichts ist unbeweglich." (Milidapana)

individuellen Rhythmus von beidem. Hier gibt es kein Patentrezept, sondern ganz verschiedene Wege für jeden Einzelnen.

Der Rhythmus von Anspannung und Entspannung ist ein Grundprinzip allen Lebens und findet sich in verschiedenen Bereichen wieder. Wir erleben dies jeden Tag aufs Neue, beim Wachsein und Schlafen, bei Arbeit und Ruhe, bei Sport und Erholung. In der Natur sind diese Rhythmen ebenfalls zu finden. Denken Sie einfach an Tag und Nacht, Ebbe und Flut oder den Wechsel der Jahreszeiten.

So funktionieren unsere Nervenzellen

Das Grundprinzip von Anspannung und Entspannung finden wir bereits in den kleinsten Bestandteilen unseres Körpers. Die Nervenzelle funktioniert nach dem Prinzip der Aktion und nachfolgenden Regeneration. Die Regeneration ist dabei kein passiver Prozess, sondern findet aktiv statt. Die sogenannte Natrium-Kalium-Pumpe führt dazu, dass nach einer Leistung der Zelle (Aktionspotenzial) das Ruhe-Gleichgewicht wieder hergestellt wird.

In Ruhe gibt es vereinfacht dargestellt einen stabilen Zustand mit einem Überwiegen von Kalium im Zellinneren und Natrium im Zelläußeren. Bei einer Aktivierung (elektrischen Erregung der Nervenzelle) kommt es zu einer Veränderung der Zellmembran, der Wand, die die Zelle vom Äußeren trennt. Dabei strömt Natrium von außen in das Zellinnere. Es kommt zu einer blitzschnellen, explosionsartigen Umpolarisierung. Diese nennt man Aktivierung oder Erregung. Jede Information im Nervensystem des Körpers wird auf diesem Weg weitergeleitet.

Nach dieser Aktivitätsphase kommt es durch Repolarisation wieder zur Herstellung des Ruhepotenzials. Dadurch ist die Zelle wieder für eine neue Aktivierung bereit. Ein ständig aktivierter Zustand würde verhindern, dass die Zelle auf neue Reize reagieren kann. So wie in der Zelle Ruhepotenzial und Aktionspotenzial einander bedingen, so ist dies auch bei Erholung und Aktivität im täglichen Leben.

Aktive Erholung

Am Beispiel der Nervenzelle wird deutlich, dass für die Erholung auch etwas getan werden muss. Die Erholung erfordert einen aktiven Prozess. Der Regenerationswert ist dadurch umso stärker. Vergleichen Sie nur verschiedene Erholungsstrategien nach einem anstrengenden Arbeitstag. Viele Menschen kennen das Gefühl, nach der Arbeit dermaßen müde und erschöpft zu sein, dass die Energie für aktive Freizeitgestaltung nicht mehr möglich erscheint. Aber ist es tatsächlich die beste Entscheidung, sich einfach auf die Couch fallen zu lassen und durch das TV-Programm zu zappen? Wie erholt fühlen Sie sich, wenn Sie den Abend vor dem TV-Gerät verbringen, im Vergleich zu einem abendlichen Spaziergang, vielleicht in Begleitung eines guten Freundes?

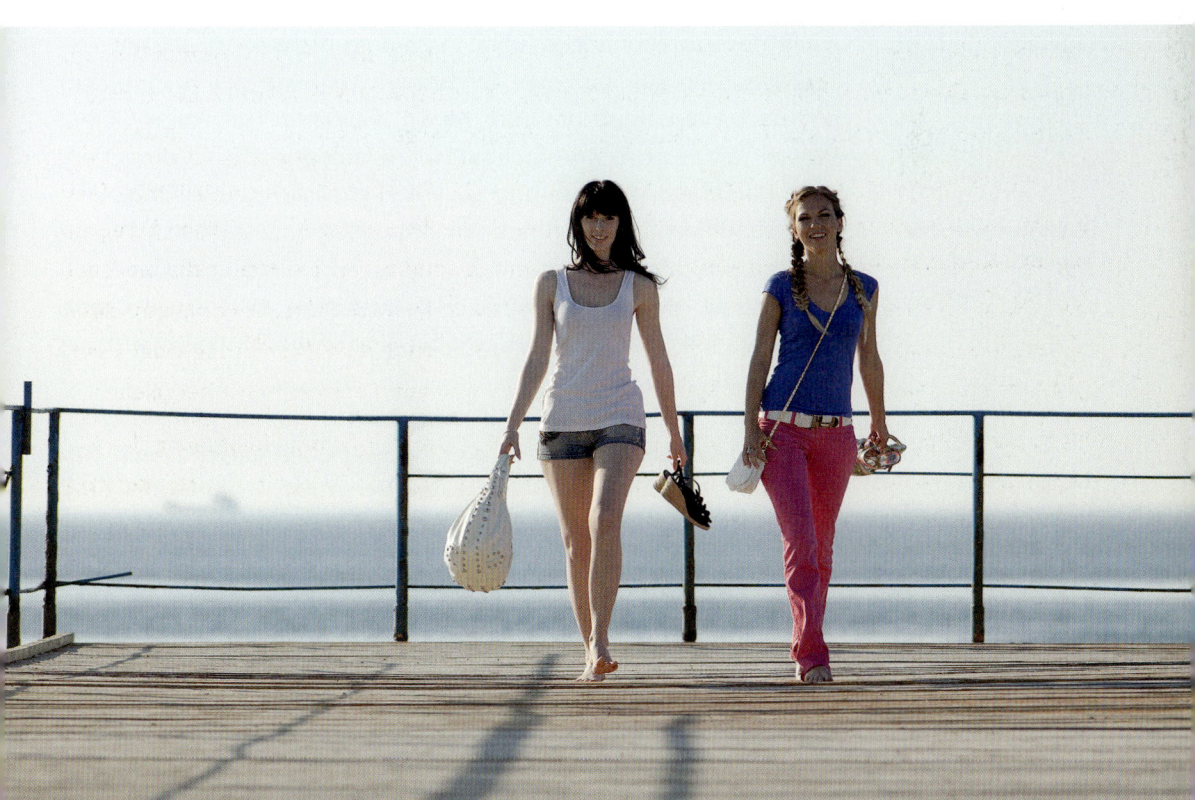

Was bedeutet das für den Alltag?

Energie wird nur durch aktive Erholung zugeführt. Passivität führt zu Passivität. Warum ist das so? Wie beim Exkurs über die Rhythmen des Lebens dargestellt, ist der Wechsel von Aktivität und Erholung ein Naturgesetz. Wir sind im Gleichgewicht, wenn wir in diesem Rhythmus leben und uns diesen zunutze machen. Wir verlieren unser natürliches Gleichgewicht, wenn wir eine Phase überreizen – sei es durch zu viel Aktivität oder zu viel Erholung.

Ein „Zuviel" an Aktivität, aber auch an Erholung vermeiden

Zu viel Aktivität führt zu Überforderung und Folgeproblemen wie Burn-out, Angstzuständen oder Schlafbeschwerden, um nur einige zu nennen. Diese kann man auch als „Energieübermaß-Syndrome" bezeichnen.

Zu viel Erholung führt zu Unterforderung, Verlust von „Sprungkraft" und kann „Energiemangel-Syndrome" wie Depression, übermäßige Tagesmüdigkeit sowie Motivationsdefizite hervorrufen.

Ein häufiger Irrtum ist die Überzeugung, dass bei Überforderungen reine Passivität – als falsch verstandene Erholung – zu einer Besserung des Wohlbefindens führt. Dass dem nicht so ist, wissen viele Menschen aus leidvoller Erfahrung, wenn sie sich nach einem All-inclusive-Urlaub mit dem Motto „Faul sein" um keinen Deut besser fühlen. Um ein nachhaltiges Gleichgewicht zu erreichen, sind grundlegende Änderungen in der Lebensführung wichtig. Wobei grundlegende Änderungen nicht bedeuten, dass diese mit einer großen Anstrengung verbunden sein müssen. Genau das Gegenteil ist der Fall: Wenn man weiß, was zu tun ist, und Wege kennt, die für einen persönlich gut gangbar sind, dann ist die Umsetzung leichter als man denkt.

Gewusst wie: die eigenen Reaktionsmuster ändern

Sie lernen in diesem Buch eine breite Auswahl an aktiven Erholungsmöglichkeiten kennen, und im Speziellen verschiedene Entspannungstechniken, die leicht in den Alltag integrierbar sind. Durch die speziellen Übungen, wie sie bei der Bauchatmung, der Progressiven Muskelentspannung und Co. durchgeführt werden, werden die Erholungsprozesse im Körper und der Psyche angeregt und gefördert und das natürliche Gleichgewicht wiederhergestellt.

Aktive Erholung im Alltag

Die Kunst der aktiven Erholung liegt in einem ausgewogenen Mix aus verschiedenen Strategien. Zusätzlich zu den Entspannungs-übungen gibt es eine Vielzahl an aktiven Erholungsmöglichkeiten. In der kleinen Übersicht finden Sie verschiedene Anregungen für den Alltag.

Verschiedene Formen der aktiven Erholung:

↘ Sport (im optimalen Leistungsniveau oder Regenerationsbe-reich; Überforderung oder Erschöpfung sollte vermieden wer-den, da diese zu einem weiteren Energieabbau beiträgt)
↘ Spaziergänge oder Nordic Walking
↘ Gartenarbeit
↘ Lesen (Romane, Zeitschriften etc.)
↘ Angenehme und anregende Unterhaltung (mit dem Lebenspart-ner, mit Freunden)
↘ Musik hören
↘ selbst Musik machen
↘ mit Kindern spielen
↘ etc.

Ist Schlaf das Gleiche wie Entspannung?

Beim Schlafen kommt es zu verschiedenen Veränderungen in Kör-per und Psyche. Der Schlafzustand ist jedoch nicht mit einem Ent-spannungszustand gleichzusetzen. Im Schlaf werden verschiedene Phasen durchlaufen, die einem 1,5 Stunden-Rhythmus entspre-chen. Im Verlauf so einer Phase durchlaufen wir die verschiede-nen Schlafstadien – vom Wachbewusstsein/Dösen bis zum tiefen Schlaf. Diese Phasen sind durch Veränderungen der Gehirnwellen (EEG) nachweisbar. Nach einem 1,5 Stunden-Rhythmus wird der Schlaf wieder seichter, fast bis zum Aufwachen. Während dieser Zeit träumen wir (REM-Schlaf). Die REM-Phase geht nicht auf die gleichnamige Rockband R.E.M. zurück, sondern wird nach den ty-pischen raschen Augenbewegungen benannt (rapid eye movement = REM). Im weiteren Schlafverlauf werden die Tiefschlafphasen kürzer und die Traumphasen nehmen zu. Das ist auch der Grund dafür, dass wir uns vor allem an die Träume am Ende des Schlafes erinnern.

Viele Menschen sind der Ansicht, dass ein guter, erholsamer Schlaf darin besteht, am Abend einzuschlafen, während der Nacht komplett entspannt zu sein und am Morgen aufzuwachen, ohne sich an irgendetwas zu erinnern. Der „traumlose Schlaf" wird mit dem besten Schlaf gleichgesetzt. Genau das Gegenteil ist jedoch der Fall. Derjenige, der regelmäßig träumt, ist tagsüber am besten ausgeruht und erholt. Nicht oder wenig zu träumen führt zu Destabilisierung, Konzentrationsproblemen, psychischen und psychosomatischen Beschwerden.

Träumen ist wichtig für Ausgeglichenheit und Wohlbefinden.

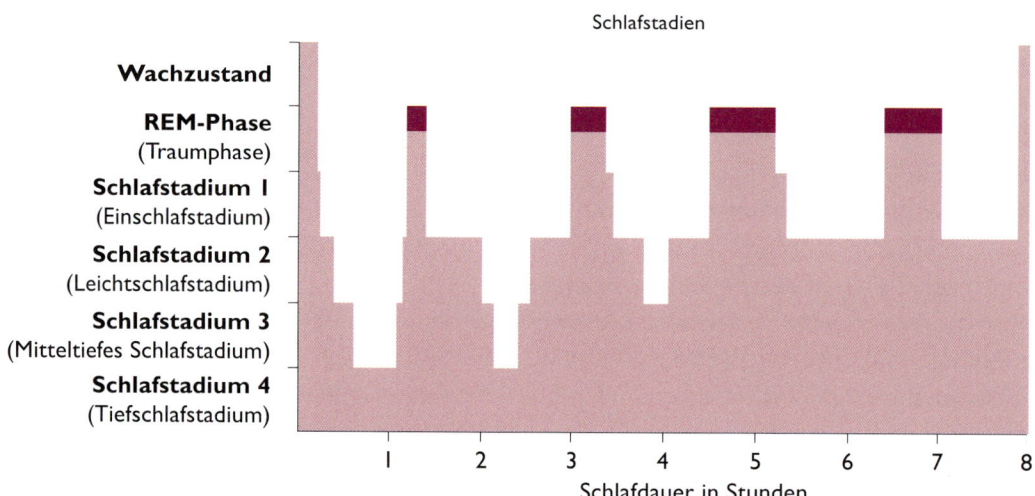

Was macht unser Körper während dieser Schlafphasen?

So wie unser Gehirn im Schlaf verschiedene Phasen durchläuft, kommt es auch im Körper zu Veränderungen. Körpertemperatur, Blutdruck, Pulsfrequenz, Atmung und Muskelspannung weisen verschiedene Rhythmen von Aktivität und Erholung auf. Die Körpertemperatur sinkt im Laufe der Nacht ab. Blutdruck und Mus-

kelspannung steigen an und sinken ab. Die Atmung beschleunigt sich besonders während der Traumphasen. Auch die Konzentration der Hormone ändert sich im Laufe der Nacht. In der ersten Hälfte des Schlafes werden Wachstumshormone verstärkt ausgeschüttet, während es in der zweiten Schlafhälfte zu einem Anstieg von Stresshormonen kommt. Dieser Anstieg wiederum bereitet für die Aufgaben (Stressoren) des nächsten Tages vor.
Videoaufnahmen von Schläfern zeigen besonders im Zeitraffer, wie unruhig der Schlaf eigentlich ist. Und doch ist genau das ganz normal für eine gute Erholung.

Aus den Forschungsergebnissen wird deutlich, dass Schlaf und Entspannung unterschiedliche Zustände mit unterschiedlichen Funktionen sind. Wie wir gesehen haben, ist der Schlaf zum Teil ganz schön unruhig, sowohl im Körper als auch im Kopf. Bei der Entspannung hingegen geht es vor allem um Deaktivierung, Reduktion von Aktivität und Unruhe, verbunden mit einem Gefühl von Wohlbefinden und Gelassenheit.

Schlaf und Entspannung: zwei verschiedene Zustände, die sich ergänzen

Natürlich gibt es eine Wechselwirkung von beiden: wenn man am Abend entspannt ist, wird der Schlaf erholsamer sein. War der Schlaf erholsam, ist man untertags entspannter. Es wundert nicht, dass der Schlaf auch ein sensibler Indikator für den Verlust des natürlichen Gleichgewichtes aus Aktivität und Erholung ist. Dies äußert sich in verzögerten Einschlafphasen, Durchschlafbeschwerden oder einem nicht-erholsamen Schlaf. Die Ansatzpunkte bei Schlafstörungen sind vielfältig, Entspannung ist dabei ein zentraler Therapiebestandteil.

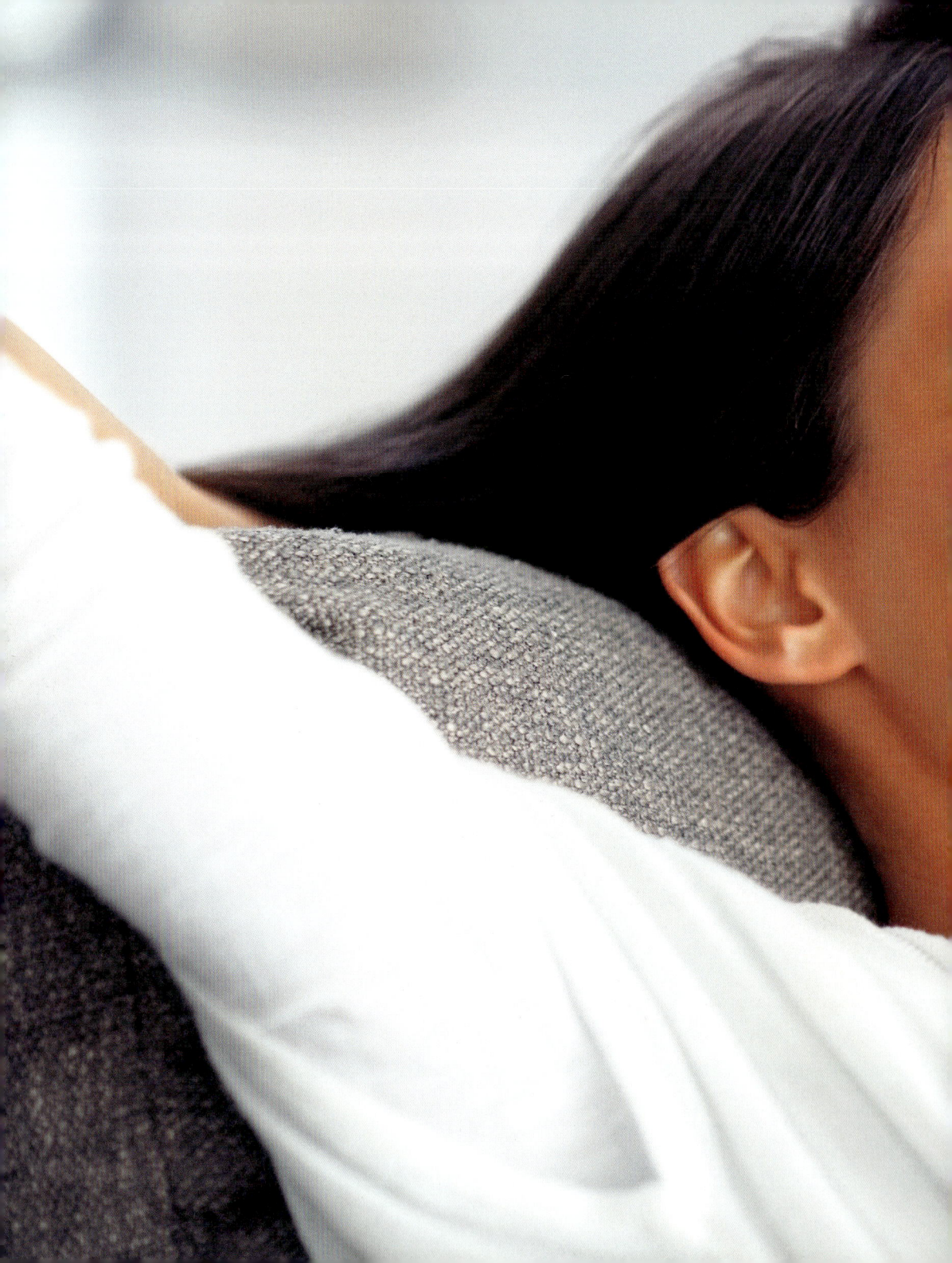

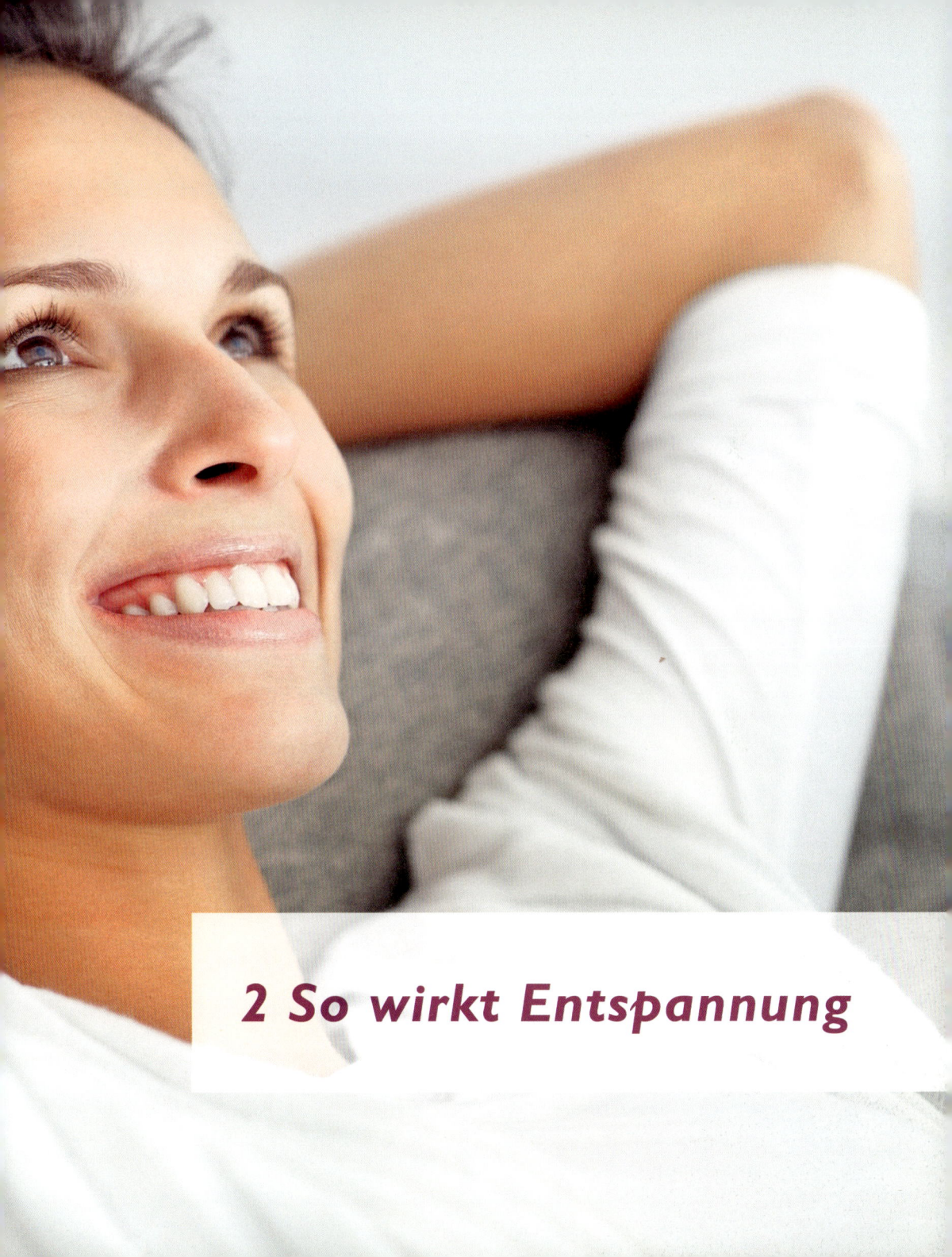

2 So wirkt Entspannung

Entspannung – immer sinnvoll, aber individuell wirksam!

Alles für einen, eines für alle? Gibt es wirklich *das* Entspannungstraining, das für alle Menschen gleich gut geeignet ist? Kann ein Entspannungstraining für alle Beschwerden und Ziele gleichermaßen wirkungsvoll sein?

Auch wenn die verschiedenen Entspannungstrainings äußerst wirkungsvoll sind, so würde man doch zu viel erwarten, wenn all das erfüllt werden sollte. Wie Sie jetzt bereits vermuten werden, geht der erfolgreiche Weg dahin, genau jenes Entspannungstraining für sich zu wählen, dass zur eigenen Person und zu den individuellen Zielen am besten passt.

In diesem Kapitel werden die verschiedenen Wirkungen der Entspannungstrainings thematisiert. Sie werden erkennen, dass es Wirkungen gibt, die alle Entspannungstrainings gemeinsam haben und dass es darüber hinaus auch sehr spezifische Wirkungen gibt. Das ist auch eine Erklärung dafür, warum Entspannung grundlegend für jeden sinnvoll ist, dass sich aber nicht jede Entspannung für jeden gleichermaßen eignet.

Die Entspannungstrainings, die in diesem Buch ausgewählt wurden, sind die Top 7 der Entspannung. Dabei wird ein Bogen gespannt von alten Verfahren wie Atemtraining und Meditation bis zu den „jungen", modernen Verfahren Biofeedback und Neurofeedback. Neben diesen Top 7 gibt es natürlich noch weitere Trainings. Diese sind meistens Variationen oder neue Kombinationen von bewährten Entspannungsübungen.

Allgemeine Wirkungen

Im vorhergehenden Kapitel haben Sie die Wirkungen von Stress kennengelernt. Stress wirkt im Sinne einer bio-psycho-sozialen Betrachtung auf verschiedenen Ebenen: auf der körperlichen Ebene, der psychischen Ebene und der sozialen Ebene. Auf diesen Ebenen setzen auch die Entspannungsübungen an. Auch wenn der Hauptfokus meistens die körperliche Entspannung ist, geht es nicht nur um eine Reduktion von Anspannung und Aktivierung. Entspannungsübungen leisten deutlich mehr.

Wichtige Wirkungen von Entspannung:
- ↘ Reduktion von Anspannung und Aktivierung
- ↘ Förderung von Ruhe und Wohlbefinden
- ↘ Veränderung der Gedanken (kognitive Umstrukturierung)
- ↘ verbesserte Körperwahrnehmung, Erkennen von Zusammenhängen von Psyche und Körper
- ↘ Steigerung der Kontrollüberzeugung, der Überzeugung, Stress oder Schmerz selbst bewältigen zu können

Weitere Effekte sind eine Verbesserung des Stressmanagement und des Selbstmanagement bei Krankheiten. Durch die verbesserte Körperwahrnehmung werden auch Zusammenhänge von Psyche und Körper klarer. Das bewirkt ein verbessertes Verständnis von Beschwerden und Krankheiten. Das rein biologische Krankheitsmodell wird von einem bio-psycho-sozialen Krankheitsmodell abgelöst. Dadurch kommt der Patient aus einer passiven Rolle heraus und wird nicht nur zum Mitgestalter der Therapie, sondern zum Experten für die eigene Gesundheit. Das stärkt wiederum das Selbstbewusstsein.

Entspannungseffekte auf den Körper:
- ↘ Der Körper entspannt sich, es findet eine Deaktivierung statt; das vegetative Nervensystem schaltet auf Erholung und Regeneration um. Die Aktivität des Sympathicus (Leistungsbringer) wird reduziert, die Aktivität des Parasympathicus (Erholer) wird gesteigert. Die Ausschüttung von Stresshormonen wird eingestellt.
- ↘ Die Kampf-Flucht-Reaktion, die bei Stress hochgefahren wird, ist jetzt nicht erforderlich. Der Körper kann ganz gelassen bleiben.

↘ Die Atmung wird langsamer und geht von einer Brustkorbatmung in eine Bauchatmung über.

↘ Herzfrequenz und Blutdruck sinken ab.

↘ Die Durchblutung in den Händen und generell im Körper wird gesteigert. Hände und Füße werden wärmer.

↘ Die Muskeln entspannen sich. Besonders spürbar ist das im Kopf-, Schulter- und Rückenbereich und den Armen.

↘ Die Verdauung wird angeregt. Nachdem kein Stress vorhanden ist, kann das Frühstück jetzt in Ruhe verdaut werden.

Entspannungseffekte in der Psyche:

↘ Die Gedanken beruhigen sich. Es wird ein entspannter Wachzustand hergestellt. Dieser geht mit einem Überwiegen von Alpha-Wellen im EEG (den Gehirnwellen) einher.

↘ Die Aufmerksamkeit ist breit gefächert oder auf bestimmte positive Inhalte konzentriert (z. B. den Atem).

↘ Bei den Gefühlen entwickeln sich Gelassenheit, Zufriedenheit und Wohlbefinden.

↘ Mit zunehmender Entspannungstiefe, dem Wissen und Spüren, dass die Entspannungsübungen wirken, werden Selbstvertrauen und Selbstkompetenz gesteigert.

↘ Es entsteht ein mentaler Stresspuffer. Die Belastbarkeit wird gesteigert.

Entspannungseffekte auf Verhalten und Sozialbeziehungen:

↘ Das Verhalten wird ruhiger und gelassener und tritt an die Stelle von Hektik und Unruhe.

↘ Die Beziehungen zu den Mitmenschen werden positiv beeinflusst. Reizbarkeit und Aggressivität nehmen deutlich ab.

↘ Ungünstige Stressbewältigungsversuche, wie Rauchen, übermäßiger Alkohol oder Essanfälle werden weniger. Ein gesundheitsorientiertes Verhalten wird gefördert.

Spezielle Wirkungen

Die speziellen Wirkungen der verschiedenen Entspannungstrainings beruhen auf den unterschiedlichen Übungen. Je nach Übung werden bestimmte Körperbereiche beeinflusst und mentale Zustände hervorgerufen. Die folgende Zusammenstellung gibt einen kurzen Überblick und erklärt die Wirkmechanismen der verschiedenen Trainings. Bei den Anwendungen werden nur die wichtigsten Beispiele genannt. Im Kapitel „Die Praxis der Entspannung" finden Sie ausführliche Beschreibungen zu den verschiedenen Entspannungstrainings.

Atemtraining
Das Atemtraining führt durch eine ruhige, tiefe Bauchatmung zu einer Beruhigung des Herz-Kreislauf-Systems und des vegetativen Nervensystems. Positive Effekte finden wir deshalb bei allen Beschwerden, die mit diesen Körperfunktionen verbunden sind. Das sind Atembeschwerden, Bluthochdruck, Magen-Darm-Beschwerden, aber auch Ängste, um nur einige zu nennen. Das Atemtraining hat den Vorteil, dass die Atmung relativ leicht verändert werden kann. Zusätzlich zeigen sich positive Effekte auf die Psyche.

Atmung: die Grundlage jeder Entspannung

Progressive Muskelentspannung – reloaded
Die Progressive Muskelentspannung – reloaded setzt vor allem an der Muskulatur an. Die beste Wirkung finden wir deshalb bei allen Beschwerden, die mit Muskelverspannungen einhergehen. Das sind Spannungskopfschmerzen, Rückenschmerzen oder Schwindelzustände. Wenn die Progressive Muskelentspannung mit einer entspannten Bauchatmung kombiniert wird, dann sind die Effekte umso breiter gefächert. Ein Vorteil der Progressiven Muskelentspannung – reloaded liegt im raschen Lernprozess. Bereits nach wenigen Trainingseinheiten zeigen sich positive Wirkungen.

rasch erlernt und gut kombinierbar

Autogenes Training – Kurzform

Geduld, die sich lohnt!

Das Autogene Training setzt über Suggestionen hauptsächlich am vegetativen Nervensystem, dem Herz-Kreislauf-System und der Atmung an. Gute Effekte finden wir bei Bluthochdruck, Herzbeschwerden, Magen-Darm-Beschwerden und Unruhe. Das Autogene Training bedarf einer gewissen Geduld, setzt doch die Wirkung im Allgemeinen erst nach einigen Wochen ein. Die Geduld lohnt sich jedoch.

Achtsamkeits-Meditation

Energieschub für Gedanken und Gefühle

Achtsamkeits-Meditation fällt etwas aus dem Rahmen der üblichen Entspannungstrainings. Das liegt an der speziellen Bewusstseinshaltung, die mit einer bestimmten, aufrechten Körperhaltung verbunden ist. Wirkungen finden wir vor allem im Bereich der Gedanken und Gefühle. Es wird ein bewusster, wacher, achtsamer Zustand angestrebt, bei den meisten anderen Entspannungstrainings hingegen eine Deaktivierung und Beruhigung. Bei der Achtsamkeits-Meditation geht dieser wache Zustand zwar mit einer Entspannung einher, subjektiv kommt es jedoch zu einer Energiezunahme. Die Effekte sind sehr gut bei Energielosigkeit, Burn-out, Depression, aber auch Schlafstörungen nachweisbar.

Imagination

mit Vorstellungskraft gegen Grübeln und Burn-out

Imagination, die Vorstellung bestimmter angenehmer Orte und Situationen, hat einen starken mentalen Effekt. Je nach Gedankenreise kann eine Beruhigung und Deaktivierung oder eine Förderung von Energie und Kraft erreicht werden. Gute Wirkungen finden wir bei Grübeln, Depression, Burn-out, aber auch Schmerzen der inneren Organe.

Biofeedback

Biofeedback und Neurofeedback unterscheiden sich von den anderen Trainings durch den Einsatz moderner Messtechnik und Computerunterstützung. Der Einsatzbereich von Biofeedback ist außerordentlich breit. Das, was gemessen werden kann, wird über einen Monitor rückgemeldet und wird dadurch der bewussten Kontrolle zugänglich. Angesetzt wird vor allem bei der Muskulatur (Stirn, Schultern etc.), der Pulsfrequenz, der Atmung, der Handtemperatur und dem Schwitzen der Hände, das ein Indikator für die Anspannung des vegetativen Nervensystems ist. Gute Wirkungen sind bei einer Vielzahl an Beschwerden vorhanden. An dieser Stelle seien nur Stress, Kopf- und Rückenschmerzen, Schlafstörungen und Tinnitus genannt.

Der Spiegel des Körperinneren

Neurofeedback

Neurofeedback ist ein Spezialfall des Biofeedback und wird auch EEG-Biofeedback genannt. Dabei werden die Gehirnwellen (EEG) gemessen und bewusst verändert. Bei Entspannung ist das Ziel meistens eine Förderung von Alpha-Wellen, was einem entspannten Wachzustand entspricht. Dadurch werden die Gedanken beruhigt und Gelassenheit entsteht. Wenn andere Gehirnwellen trainiert werden (Beta, SMR), werden auch andere Bewusstseinszustände – beispielsweise Konzentration – gefördert. Die Wirkung von Neurofeedback setzt vor allem an der Psyche an. Bei folgenden Beschwerden hat sich Neurofeedback bewährt: Grübeln, Ängsten oder Schlafstörungen.

die Gehirnwellen verändern und Gelassenheit schaffen

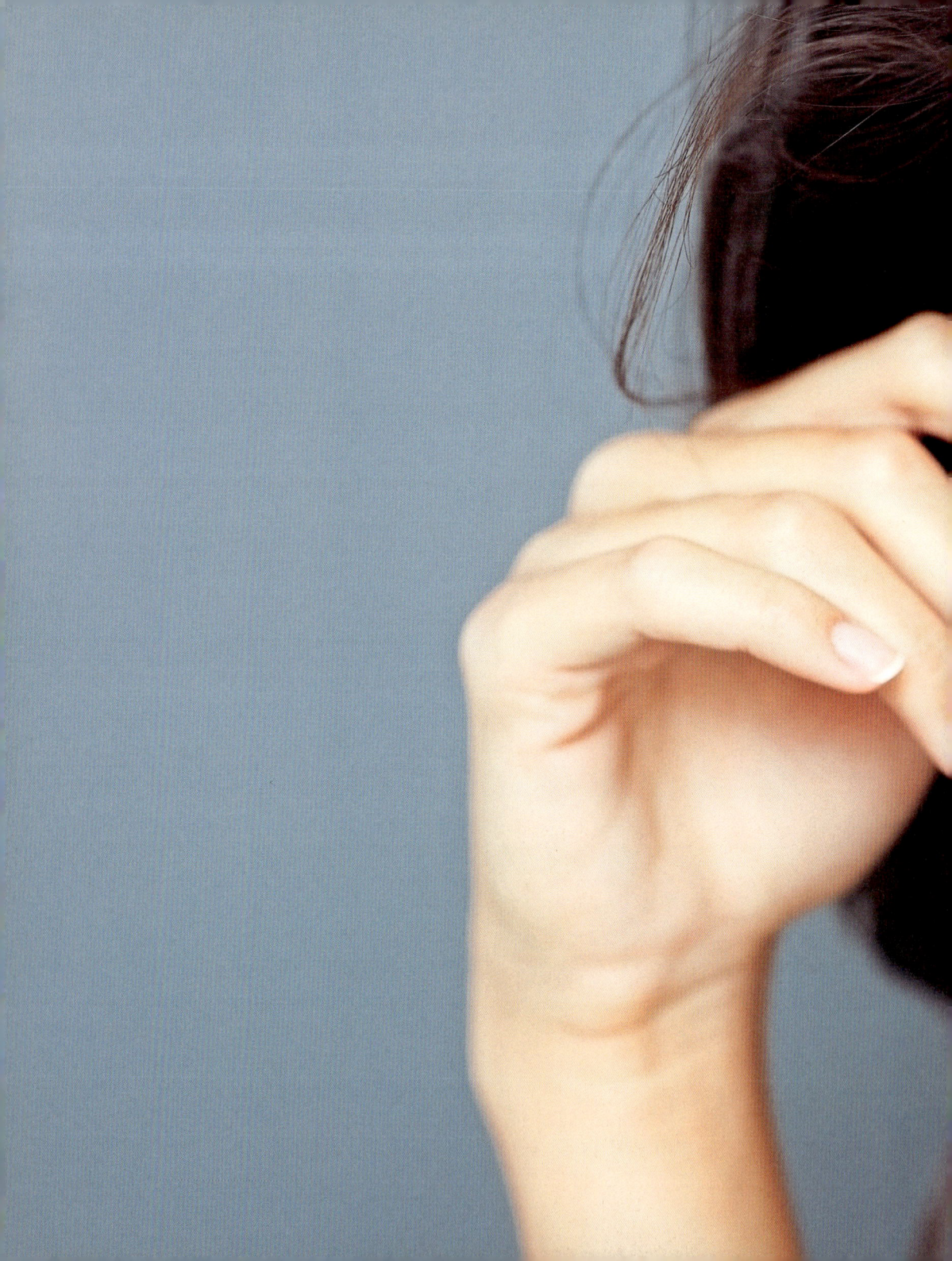

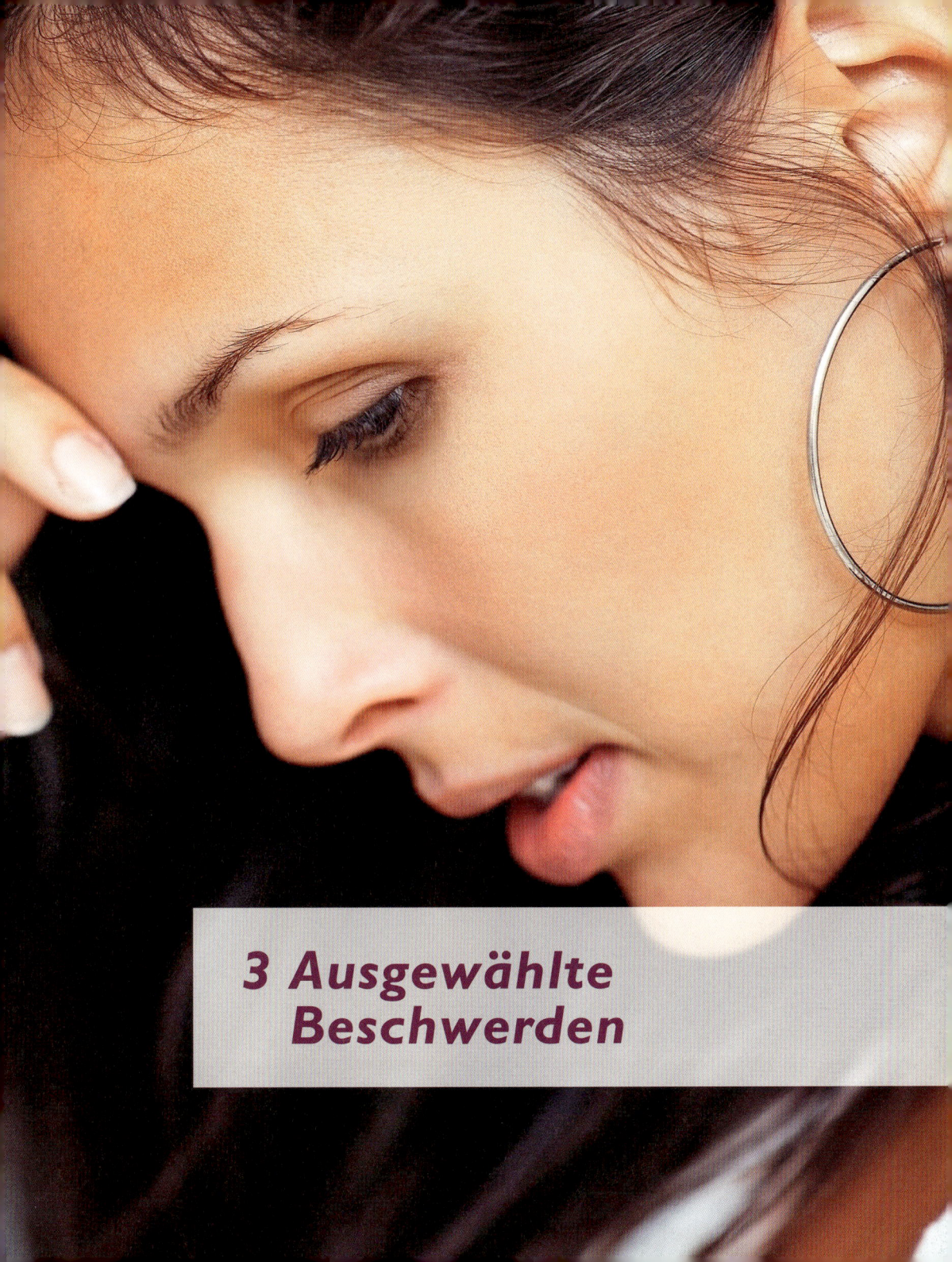

3 Ausgewählte Beschwerden

Entspannungstrainings zählen zu den wichtigsten Therapieme-thoden in der Psychologie und Psychosomatik und haben sich auch als Selbsthilfestrategien bewährt. Die ausgezeichnete Wirkung bei einer Fülle an Beschwerden ist sowohl in wissenschaftlichen Studien als auch in der Praxis seit beinahe 100 Jahren belegt. Im Folgenden wird die Wirkung der Entspannung bei den wichtigsten Beschwerdebildern kurz beleuchtet. Die Erkenntnisse darüber stammen vor allem aus Studien, bei denen Personen zu verschiedenen Therapiegruppen per Zufallsverfahren zugeordnet wurden. Um den wissenschaftlichen Anforderungen gerecht zu werden, wurde bei diesen Studien nicht auf die persönlichen Bedürfnisse geachtet. Die Erfahrungen aus der Praxis bestätigen, dass die Wirksamkeit im Einzelfall, wenn das Entspannungstraining maßgeschneidert wird, noch deutlich größer ist. Außerdem ist es sinnvoll, Entspannung mit anderen Strategien und Therapien zu kombinieren, um eine bestmögliche Wirkung zu erreichen. In der psychologischen Praxis werden Entspannungsübungen fast immer in ein umfassendes Behandlungsprogramm eingebettet.

Welche Art der Entspannung passt zu mir?

Doch Achtung: Lassen Sie sich nicht verführen, sofort jene Entspannungstrainings zu lernen, die bei den einzelnen Beschwerden als wirksam beschrieben sind. Diese Ergebnisse stellen einen Überblick dar und sind nur der erste Schritt in der Analyse des individuellen Entspannungstrainings. Warten Sie ab, welches Ergebnis die „4 Schritte zum maßgeschneiderten Entspannungstraining" ergeben. Erst dann haben Sie die größtmögliche Sicherheit, dass das Entspannungstraining am besten zu Ihnen passt.

3 Ebenen: Körper, Psyche und soziale Faktoren

Bei der Auflistung der verschiedenen Beschwerden werden die Symptome zunächst beschrieben, die Häufigkeit in der Bevölkerung, welche Ursachen vorhanden sind und welche Entspannungstrainings wirksam sind. Bei den Ursachen wird besonders auf den Einfluss von Stress und Belastungen eingegangen. Selbstverständlich ist das nur ein Teil der Wahrheit. Im Sinne eines bio-psychosozialen Krankheitsmodells ist es sinnvoll, alle drei Ebenen – den Körper, die Psyche und soziale Faktoren – zu berücksichtigen. Auch wenn Entspannungstrainings eine ausgezeichnete Wirksamkeit bei einer Vielzahl an Beschwerden aufweisen, so ist es lohnend, über den Tellerrand hinauszublicken und zu überlegen, welche anderen Selbsthilfestrategien oder Therapien eine hilfreiche Ergänzung wären. Erweitert man den Blickwinkel, kommt man um eine Analyse und eventuelle Neugestaltung des Lebensstils bzw. der Work-Life-Balance nicht herum. Schließlich ist Entspannung viel mehr als das tägliche Training von Entspannungsübungen. Der individuelle Rhythmus von Aktivität und Erholung ist zentraler Bestandteil eines Lebens im Gleichgewicht.

Burn-out und Erschöpfungssyndrome

Der Begriff Burn-out wurde erstmals in den 1970er-Jahren verwendet. Zunächst wurden Erschöpfungssyndrome bei Menschen, die in Gesundheits- und Sozialberufen arbeiteten, festgestellt. Mittlerweile hat man erkannt, dass Burn-out vor keiner Berufsgruppe haltmacht. Auch nicht vor Hausfrauen und Hausmännern. Burn-out kommt aus dem Englischen und heißt übersetzt „ausbrennen" (to burn out). Damit wird weniger ein bestimmtes Symptom und Krankheitsbild beschrieben als ein Verlaufsprozess. Und tatsächlich ist Burn-out in das ICD-10, die internationale Klassifikation der Krankheiten der Weltgesundheitsorganisation WHO, als eigenständiges Krankheitsbild (noch) nicht aufgenommen worden, sondern wird nur als Zusatzdiagnose gestellt. Die Realität hat hier jedoch die Wissenschaft überholt, gilt doch Burn-out in der Praxis als etablierter Begriff und wird auch von den Krankenkassen akzeptiert.

Burn-out macht vor keiner Berufsgruppe halt!

Burn-out-Symptome sind vielfältig und von Person zu Person unterschiedlich. Häufig sind emotionale Erschöpfung, anhaltende Müdigkeit, Schlafbeschwerden, depressive Stimmung, psychosomatische Beschwerden und Leistungsabfall vorhanden. Klassisch beim Burn-out ist der Verlaufsprozess. Nach anfänglichem Engagement und erhöhtem Energieeinsatz – zu 100 % für die Arbeit da sein – kommt es zu den ersten Symptomen: Schlafbeschwerden, Müdigkeit und körperliche Beschwerden. Diese machen es schwer, das übliche Leistungsniveau aufrechtzuerhalten und führen deshalb zu weiteren Anstrengungen, um die gewohnten Ergebnisse zu erzielen. Wenn dies nicht mehr gelingt und weitere psychosomatische Symptome auftreten, kommt es nach einiger Zeit zu Frustration und Resignation. Oft zeigen sich auch Ärger und Zynismus. Die Kontakte mit Arbeitskollegen und der Familie werden schwieriger. Schließlich wird die Erschöpfung noch stärker, verbunden mit depressiver Stimmung. Die Erholungsfähigkeit ist auch durch Urlaube oder Kuraufenthalte nicht mehr gegeben. Freie Wochenenden genügen schon längst nicht mehr zur Regeneration.

Einen genauen Überblick über die Häufigkeit von Burn-out gibt es nicht. Das liegt vor allem an den uneinheitlichen Diagnose-Kriterien. Es wird geschätzt, dass jeder Neunte an Burn-out leidet. Wenn man Befragungen heranzieht, die nach „Erschöpfung, nicht abschalten können und ausgebrannt sein" fragen, so geben immerhin stattliche 39–48 % an, darunter zu leiden.

Ursachen

Die Entwicklung eines Burn-outs verläuft meist über Jahre, kann aber in Einzelfällen auch innerhalb weniger Monate passieren. Zunehmend schlittern auch junge Menschen bereits nach wenigen Jahren Berufstätigkeit in ein Burn-out. Typisch ist eine länger dauernde Überlastung, ein Zuviel an Arbeit und Aktivität und ein Zuwenig an Erholung und Regeneration. Kurz: ein Raubbau am gesundheitlichen Gleichgewicht. Das entsteht besonders bei Berufen, die viel emotionales Engagement verlangen, wie Gesundheitsberufe (Arzt, Psychologe, Pfleger etc.), Sozialberufe und Lehrende. Hier ist ein deutliches Ungleichgewicht zwischen Geben und Nehmen vorhanden. Zudem ist für eine gute qualitative Arbeit ein

Überlastung – ein Zuviel an Aktivität und ein Zuwenig an Erholung

hohes emotionales Engagement erforderlich. Manchmal passiert es sogar, dass Experten für Burn-out – Psychologen und Ärzte – selbst in einen Burn-out-Prozess schlittern.

Aber auch in allen anderen Berufen kann Burn-out entstehen. Das entscheidende Kriterium für die Entstehung ist das Ungleichgewicht von Aktivität und Erholung. Noch heimtückischer ist es bei Berufen, die Spaß machen und befriedigend sind. Dann wird nämlich noch weniger auf die eigene Belastbarkeitsgrenze geachtet. Die Überforderung wird dann über einen längeren Zeitraum durchgehalten. Die Erschöpfung danach ist umso ausgeprägter. Das lässt die Betroffenen noch ratloser zurück. Fällt es doch schwer, zu erkennen, dass auch Arbeiten, die Freude machen, zu Überlastung führen können. Der Eustress verwandelt sich dann in einen Distress und ebnet den Weg für den Burn-out-Prozess.

Auch Arbeit, die Freude macht, kann überlasten.

Wirkung

Das kritische Element bei Burn-out ist das Ungleichgewicht von Aktivität und Erholung. Damit wird Entspannung sowohl bei der Therapie als auch zur Vorbeugung von Burn-out besonders wichtig. Regelmäßiges Entspannungstraining hilft, das innere Gleichgewicht wieder herzustellen.

Zur Entspannung:
- **Progressive Muskelentspannung**
- **Autogenes Training**
- **Biofeedback**
- **Imagination**

Wenn jedoch Erschöpfung und Müdigkeit stark ausgeprägt sind, dann ist Entspannung zwar positiv, führt jedoch nicht zu mehr Energie und Kraft. Die klassischen Entspannungstrainings wie Progressive Muskelentspannung oder Autogenes Training bieten hier zu wenig. Für den Aufbau von Energie und Kraft bedarf es spezieller Strategien, wie sie durch Achtsamkeits-Meditation (siehe S. 105 ff.), Neurofeedback (Gehirnwellen-Training) (siehe S. 135 ff.) und Atemtraining (siehe S. 70 ff.) möglich sind. Diese Übungen kombinieren körperliche Entspannung mit mentaler Aktivierung. Aktivierung im positiven Sinne, die zu Wachheit und subjektiver Energiezunahme führt.

Für Kraft und Energie:
- **Achtsamkeits-Meditation**
- **Neurofeedback**
- **Atemtraining**

Studien zur Entspannung bei Burn-out gibt es kaum. Das liegt vor allem daran, dass Burn-out noch immer häufig unter anderen Beschwerden, wie Depressionen, diagnostiziert wird. In der Praxis kann festgestellt werden, dass die Wirkung sehr gut gegeben ist, vor allem in Kombination mit einer Neugestaltung der Work-Life-Balance und weiteren Selbstmanagement-Strategien.

Schlafstörungen

Schlafstörungen zählen zu den am meisten verbreiteten Stressbeschwerden. Aktuelle Befragungen zeigen, dass jeder zweite Arbeitnehmer an Schlafstörungen leidet. Werden Schlafstörungen von Experten wie Psychologen oder Ärzten diagnostiziert, so sind immerhin noch 10–36 % der Bevölkerung von Schlafstörungen betroffen.

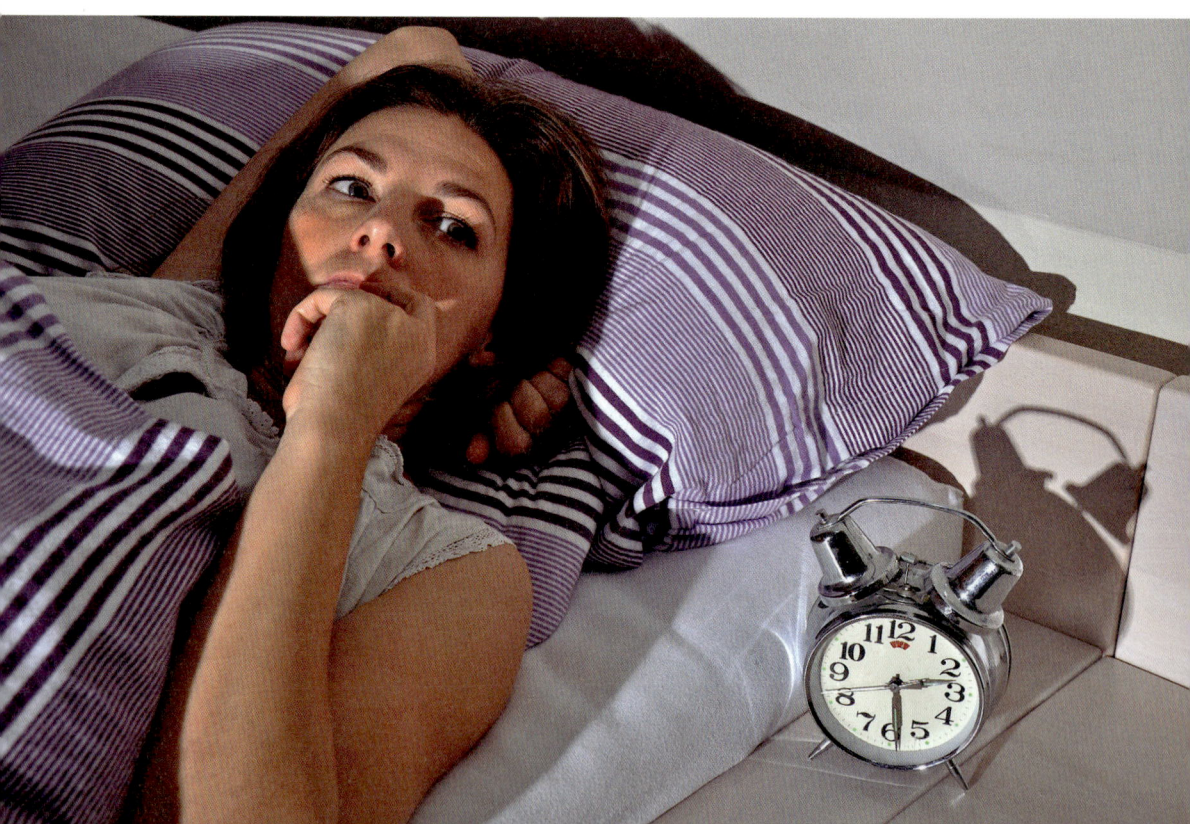

Wann werden aus Problemen mit dem Schlafen Schlafstörungen? Wenn über einen Zeitraum von einem Monat mindestens dreimal pro Woche Ein- oder Durchschlafbeschwerden vorhanden sind, wird von einer Schlafstörung gesprochen. Auch der nicht-erholsame Schlaf ist häufig. Bei diesem fühlen sich die Betroffenen trotz ausreichender Schlafdauer am Morgen nicht ausgeruht und in der Leistungsfähigkeit beeinträchtigt.

Die Störung des Schlafes ist nur der Anfang und führt rasch zu weiteren Beschwerden und Problemen. Die Personen sind tagsüber weniger leistungsfähig, leichter gereizt, haben häufiger Konflikte in der Familie oder mit Arbeitskollegen und entwickeln weitere psychosomatische und psychische Beschwerden. So ist bei Schlafstörungen das Risiko für Depressionen, Burn-out, Herz-Kreislauf-Beschwerden oder Schmerzen erhöht.

Ursachen

Die Ursachen für Schlafstörungen sind vielschichtig. In der westlichen Welt hat sich Stress zu einem Hauptfaktor bei Schlafstörungen entwickelt. Zu viel Aktivität – oft bis spät in den Abend – und zu wenig Erholung sind der Risikofaktor Nummer 1. Ungünstige Schlafgewohnheiten, wie fernsehen im Schlafzimmer, mit dem Laptop im Bett arbeiten oder im Internet surfen, führen zu Aktivierung und stören die Bedeutung des Schlafzimmers als Ort der Ruhe und Entspannung. Sexuelle Freuden zählen natürlich nicht zur Arbeit, sind diese doch sowohl schlaffördernd als auch wertvoll für das psychische und körperliche Gleichgewicht.

Stress und Schlaf-verhalten

Wirkung

Entspannungstrainings sind bei Schlafstörungen sehr wirksam. Bei der Wahl des geeigneten Trainings kann unterschieden werden, ob es sich um ein Übermaß an körperlicher Unruhe handelt oder ob die Gedanken kreisen und es schwerfällt „abzuschalten". Bei körperlicher Unruhe sind Entspannungstrainings empfehlenswert, die eine Beruhigung des Körpers bewirken. Das sind Atemtraining (sie-

Zur Entspannung:
- Atemtraining
- Progressive Muskel-
  entspannung
- Autogenes Training
- Biofeedback

**Bei Gedanken-
kreisen:**
- Achtsamkeits-
  Meditation
- Imagination
- Neurofeedback

he S. 70 ff.), Progressive Muskelentspannung (siehe S. 81 ff.), Auto-genes Training (siehe S. 95 ff.) und Biofeedback (siehe S. 127 ff.). Dabei sind jene Trainings sinnvoll, die genau an jenen Körperbe-reichen ansetzen, die am meisten angespannt (aktiviert) sind. Wenn die Gedanken das Problem sind, dann empfehlen sich Achtsam-keits-Meditation (siehe S. 105 ff.), Imagination (siehe S. 117 ff.) und Neurofeedback (siehe S. 135 ff.). Beim Neurofeedback hat sich spe-ziell das sogenannte SMR-Training als wirkungsvoll erwiesen. Da-bei wird gelernt, ein spezielles Frequenzband im Gehirn zu fördern und dadurch Schlafspindeln zu produzieren, die sich positiv auf die Schlafqualität auswirken. Nebenbei führt dieses Training auch zu einer Zunahme der Konzentration und Gedächtnisleistung.

Studien berichten von einer Verbesserung des Schlafes von bis zu 70 % aller Versuchspersonen. In der Praxis zeigt sich bei den meis-ten Personen bereits nach wenigen Einheiten Entspannungstraining ein normalisierter Schlaf.

Kopfschmerzen

Jede dritte Frau und jeder fünfte Mann hat zumindest einmal im Monat Kopfschmerzen. Die häufigsten Kopfschmerzen sind dabei Spannungskopfschmerzen und Migräne. Ca. 20 % der Bevölkerung leiden unter Spannungskopfschmerz. Frauen und Männer sind an-nähernd gleich betroffen. Bei der Migräne gibt es bei Frauen eine deutlich höhere Ausprägung mit ca. 13 %, bei Männern sind ca. 4 % betroffen.

Wie unterscheidet man Spannungskopfschmerz und Migräne?
Der Spannungskopfschmerz ist im Allgemeinen ein dumpfer, drückender Schmerz, der wie ein Band um den Kopf oder vom Nacken heraufziehend empfunden wird. Der Schmerz nimmt meistens im Laufe des Tages zu. Die Schmerzdauer beträgt meh-

rere Stunden. In manchen Fällen ist der Schmerz den ganzen Tag über ständig vorhanden und schwankt nur etwas in der Intensität. Die subjektive Schmerzstärke ist auf der 10-stufigen Schmerzskala (0 = kein Schmerz, 10 = maximaler Schmerz) meist in der Mitte von 4–7.

Migräne ist typischerweise mit einem hellen, stechenden, pulsierenden Schmerz verbunden. Dieser ist häufig einseitig in den Schläfen bzw. im Bereich der Augen lokalisiert. Die Schmerzdauer beträgt einen halben Tag bis mehrere Tage. Die Schmerzstärke liegt auf der 10-stufigen Schmerzskala im oberen Bereich von 7–10. Oft werden die Schmerzen auch als „unerträglich" eingestuft, wie „ein Messer, das durch das Auge bzw. den Kopf gebohrt wird".

Migräne kann mit oder ohne Aura auftreten. Eine Aura tritt bei 15–20 % der Fälle auf und geht dem Kopfschmerz meist voran. Typisch sind visuelle Wahrnehmungsstörungen wie Blitze oder Zacken sehen. Auch andere neurologische Symptome wie seltsame Geruchsempfindungen oder Sprachstörungen sind möglich. Licht- und Lärmempfindlichkeit ist bei Migräne deutlicher vorhanden, kommt jedoch auch beim Spannungskopfschmerz vor.

Häufig finden wir auch eine Kombination von Spannungskopfschmerz und Migräne. Man spricht dann vom Mischkopfschmerz.

Ursachen

Spannungskopfschmerzen werden meistens durch Muskelverspannungen im Kopf- und im Nacken-Schulterbereich hervorgerufen. Auch Zähneknirschen (Bruxismus) kann Kopfschmerzen verursachen. Die Ursache der Verspannungen erklärt auch, weshalb der Schmerz meist im Laufe eines Tages zunimmt, vor allem wenn es stressig ist. Generell ist Stress der häufigste Grund für Spannungskopfschmerzen.

Spannungskopfschmerz: Muskelverspannungen durch Stress

Migräne geht mit einer Störung der Durchblutung im Kopfbereich einher. Die speziellen Mechanismen sind noch nicht vollständig geklärt. Die starke Zunahme der Migräne in den letzten Jahrzehnten legt einen Zusammenhang mit unserem Lebensstil nahe. Be-

Durchblutungsstörungen führen zu „Gewitter" im Kopf.

sonders Stress, unregelmäßiger Schlaf, mangelnde Work-Life-Balance und bestimmte Nahrungsmittel spielen bei der Entstehung der Migräne eine Rolle. Auch hormonelle Einflüsse sind von Bedeutung.

Wirkung

Zur Schmerz-therapie:
- **Progressive Muskel-entspannung**
- **EMG-Biofeedback**

Bei **Spannungskopfschmerzen** sind vor allem jene Entspannungstrainings wirkungsvoll, die an der Muskulatur ansetzen. Das sind Progressive Muskelentspannung (siehe S. 81 ff.) und EMG-Biofeedback (EMG = Elektromyografie = Messung der Muskelspannung) (siehe S. 127 ff.). Diese führen zu einer Reduktion von Verspannungen im Stirn-, Kiefer-, Nacken- und Schulterbereich. Je geringer die Spannung wird, umso mehr nehmen die Kopfschmerzen ab. Zusätzlich wird auch die Körperwahrnehmung trainiert. Schließlich geht es darum, zu verhindern, wieder verspannt zu werden. In Übersichtsstudien wird eine Wirksamkeit bei 40–80 % der Kopfschmerzpatienten nachgewiesen.

Zur Schmerz-therapie:
- **Autogenes Training**
- **Biofeedback**

Bei **Migräne** sind vor allem jene Entspannungstrainings wirksam, die an der Durchblutung ansetzen. Schließlich handelt es sich bei der Migräne um einen sogenannten vaskulären Kopfschmerz, bei dem es zu Gefäßverkrampfungen kommt. Wirksam sind Autogenes Training (siehe S. 95 ff.) und Biofeedback (siehe S. 127 ff.) der Handtemperatur bzw. der Schläfenarterie. Bei Letzterem geht es um die willkürliche Kontrolle der Durchblutung der Schläfenarterie. Damit wird genauso angesetzt wie dies bestimmte Migränemedikamente tun, mit dem feinen Unterschied, dass Biofeedback eine Selbstmanagement-Strategie ohne Nebenwirkungen ist. Die Wirksamkeit von Entspannungstrainings wie Biofeedback bei Migräne wird nach Studien mit über 50 % angegeben. Eine Kombination von Biofeedback und Autogenem Training ist besonders wirkungsvoll.

Rücken- und Schulterschmerzen

Rückenschmerzen sind schon längst eine Volkskrankheit. Bis zu 40 % der Bevölkerung klagen über chronische Rückenschmerzen. 70–80 % beschreiben zeitweise Schmerzen im Rücken oder in den Schultern. Die Schmerzdauer ist sehr unterschiedlich – von Stunden bis zu mehreren Tagen. Bei manchen ist der Schmerz ein Lebensbegleiter. Ein Begleiter, auf den man freilich gerne verzichten würde.

Ursachen

Die Ursachen sind außerordentlich vielfältig, ebenso die Therapiemöglichkeiten. Wie beim Spannungskopfschmerz sind auch hier Verspannungen eine der Hauptursachen für die Schmerzen. Diese sind vor allem durch einen ungünstigen Lebensstil mit zu wenig Bewegung und geringem körperlichen Training verbunden. Schließlich ist der Mensch nicht dazu „gebaut", stundenlang zu sitzen, wie wir das in der Schule, in der Ausbildung und im Büro tun. Diejenigen, die im Beruf nicht sitzen, führen oft einseitige oder ungünstige Bewegungen aus, sei dies langes Stehen oder schwere körperliche Arbeiten. Auf jeden Fall gibt es kaum Berufe, die per se rückenfreundlich sind. Und auch Stress und Belastungen führen zu Muskelverspannungen und intensivieren dadurch den Schmerz umso mehr. Geeignete Therapien setzen deshalb auf verschiedenen Ebenen an.

Ständiges Sitzen – ebenso ungünstig wie einseitige Bewegungen

Wirkung

Bei Rücken- und Schulterschmerzen haben sich vor allem die Progressive Muskelentspannung (siehe S. 81 ff.) und das EMG-Biofeedback (siehe S. 127 ff.) der Muskulatur bewährt. Dabei ist auch eine Schulung der Körperwahrnehmung wichtig, um das Wiederauftreten der Verspannungen zu verhindern. Besonders am

Zur Entspannung:
- **Progressive Muskelentspannung**
- **EMG-Biofeedback**

PC-Arbeitsplatz kann durch entsprechendes Training während des Arbeitens eine entspannte Körperhaltung eingenommen werden. „Luxusverspannungen" wie hochgezogene Schultern oder verbissene Mimik, also Muskelanspannungen, die Sie für die Arbeit gar nicht benötigen, können dadurch vermieden werden. Auch eine Kombination mit Atemübungen (siehe S. 70 ff.) ist günstig, um eine Entspannung des Nervensystems zu erreichen.

Wissenschaftliche Studien belegen eindeutig die Wirksamkeit von Biofeedback und Progressiver Muskelentspannung. Bei chronischem Rückenschmerz nimmt die Schmerzstärke um ca. 60 % ab. Die Wirkungsdauer wurde über ein Jahr nachgewiesen. Bei Migräne wurde eine Reduktion der Anfälle um mehr als 50 % und eine Abnahme der Schmerzintensität um 30–65 % nachgewiesen.

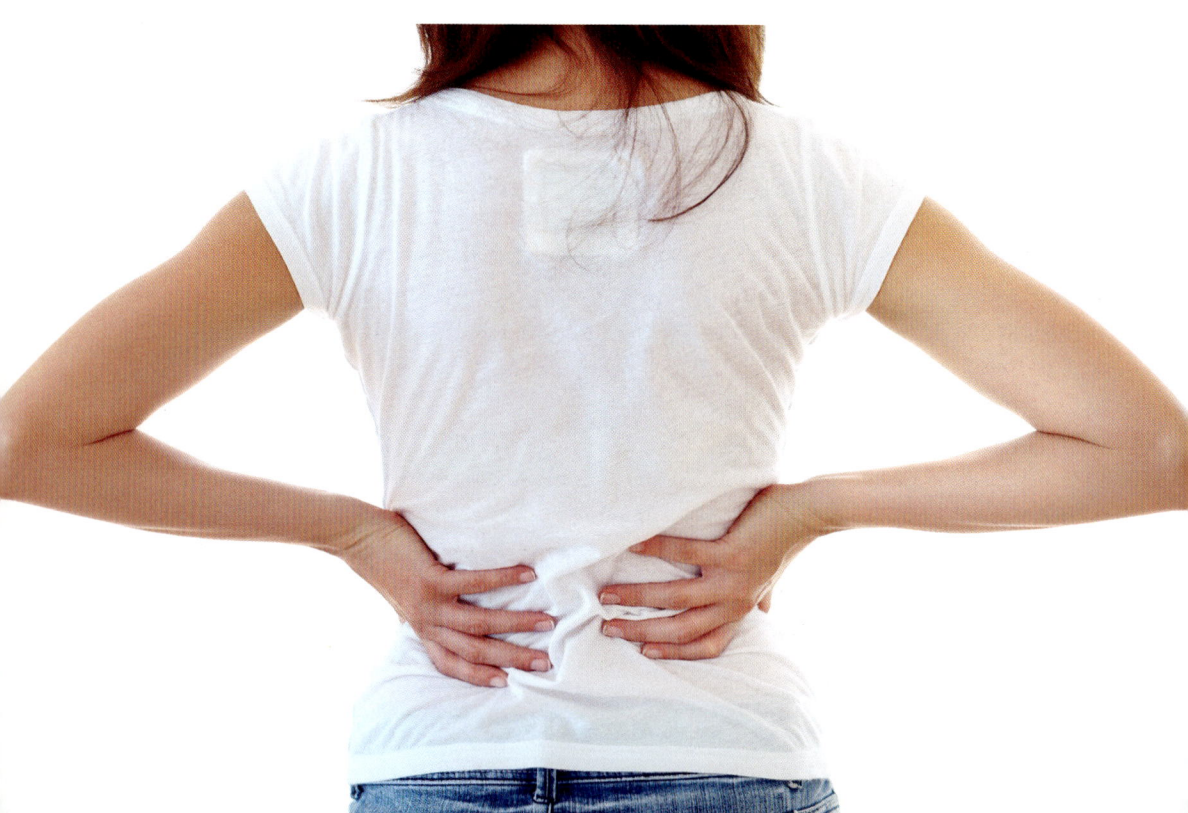

Ängste

Angststörungen sind in der Psychologie die häufigste psychische Störung. 12 % der Bevölkerung leiden unter einer Angststörung, dazu zählen Panikattacken, Agoraphobie (Platzangst, Angst, nicht flüchten zu können), Sozialphobie (Angst vor anderen Menschen), die Generalisierte Angststörung (Angst bereits über Kleinigkeiten) und Höhenangst, um die Wichtigsten zu nennen. Es wird angenommen, dass jeder fünfte Mensch eine Form von Angst hat, die behandlungsbedürftig wäre. Viele Betroffene suchen dennoch keine Hilfe auf und lernen mehr schlecht als recht mit den Ängsten zu leben. Meist wird das Leben eingeschränkt und auf jene Aktivitäten verzichtet, die Angst auslösen könnten. Nicht selten führt das in weiterer Folge zu Depressionen und weiteren Beschwerden. Dabei gehören besonders Ängste zu jenen psychischen Beschwerden, die ausgezeichnet behandelbar sind.

Ursachen

Bei den Ängsten sind längerfristige und kurzfristige Ursachen sowie aktuelle Auslöser zu unterscheiden. Einflüsse der Kindheit und Jugend haben natürlich eine stark prägende Wirkung. Je nach den Erfahrungen, die ein Kind macht, wird es als Erwachsener eher unbesorgter oder ängstlicher sein. Bei den aktuellen Auslösern sind Belastungen und Stressoren die Hauptursache. Stress führt bei jedem Menschen zu körperlicher und psychischer Aktivierung und Unruhe. Bei Menschen mit Angststörungen ist das noch deutlich gesteigert. Eine Aktivierung im Körper erzeugt dann rasch Panikgefühle. Zunächst wird das als Herzklopfen oder als Schwindel wahrgenommen. Dann kommt es blitzschnell zu Bewertungen. Was bedeutet das? Bekomme ich einen Herzinfarkt? Falle ich in Ohnmacht? Diese Befürchtungen führen zu einer weiteren Aktivierung im Körper. Die Symptome werden intensiver. Die Ängste werden mehr. Der Teufelskreis der Angst baut sich auf. Als Ausweg werden häufig Flucht (Verlassen des Einkaufszentrums, der U-Bahn etc.)

Der Teufelskreis der Angst

und Aufsuchen von Sicherheit (Notarzt, Krankenhaus) gewählt. Das führt zu einem Absinken der Angst. Paradoxerweise wird jedoch genau dadurch die Angst verstärkt. In der Psychologie spricht man dabei von negativer Verstärkung: Indem die angstbesetzten Situationen vermieden werden, wird die Angst vor der Angst größer. Schließlich wird gelernt, dass eine Flucht die Angst reduziert. Im Umkehrschluss bedeutet das, dass eine Konfrontation (am Ort bleiben) die Angst verstärkt. Dieser Kreislauf ist im wahrsten Sinn des Wortes teuflisch.

Wirkung

Angst ist mit Anspannung und Unruhe verbunden, Entspannung führt zu Ruhe und Gelassenheit. Damit ist die wichtigste Wirkung der Entspannung bei Ängsten bereits beschrieben. Es geht darum, den Teufelskreis der Angst zu unterbrechen. Wenn gelernt wurde, dass man die Angst kontrollieren und in kontrollierte Bahnen lenken kann, dann wird diese kleiner und kleiner und fällt schließlich in sich zusammen. Kombiniert wird das bei der Agoraphobie mit bestimmten Konfrontations-Experimenten. Es wird gelernt, sich der Angst schrittweise auszusetzen und zu erfahren, dass die Angst zwar kommt, aber auch wieder abnimmt. Und vor allem, dass Sie selbst etwas tun können, um die Angst zu kontrollieren.

Die Lösung: die Angst kontrollieren lernen

Entspannungstraining wirkt bei Ängsten sehr gut. Folgende Entspannungstrainings sind besonders effizient: Atemtraining (siehe S. 70 ff.), Progressive Muskelentspannung (siehe S. 81 ff.), Autogenes Training (siehe S. 95 ff.) und Biofeedback (siehe S. 127 ff.). Diese Trainings setzen vor allem an der körperlichen Unruhe an und unterbrechen an dieser Stelle den Teufelskreis der Angst. Neurofeedback (siehe S. 135 ff.) führt zu einer mentalen Entspannung und Förderung der Gelassenheit. Das kann zwar auch mit Achtsamkeits-Meditation (siehe S. 105 ff.) erreicht werden, allerdings erleichtert das Training mit Computer-Unterstützung den Lernprozess ganz entscheidend. Außerdem ist es bei Ängsten günstig, sich nicht zu viel auf den Körper zu fokussieren, da eine übermäßige

Zur Entspannung:
- Atemtraining
- Progressive Muskelentspannung
- Autogenes Training
- Biofeedback

Bei Sorgen und Grübeln:
- Neurofeedback
- Achtsamkeits-Meditation

Sensibilisierung für Körperempfindungen und eine damit verbundene Fehlinterpretation („Herzklopfen ist ein Zeichen eines Herzinfarkts") eines der Probleme bei Ängsten darstellt.

Entspannung wird fast immer in ein Angstmanagement-Programm eingebaut. Studien berichten über 80 bis über 90 % Angstfreiheit nach der Behandlung.

Depressionen

Ca. 10 % der Bevölkerung leiden unter Depressionen. Unter Depression versteht man einen Zustand von gedrückter Stimmung, negativen Gedanken und Freud- und Interessenlosigkeit. Häufig zeigen sich auch Gefühle von Hilflosigkeit und Verzweiflung, Verlust oder Reduktion von Interessen, Müdigkeit, Antriebslosigkeit und Schlafstörungen. Es wird erst dann von einer Depression gesprochen, wenn bestimmte Symptome über einen Zeitraum von mehr als zwei Wochen durchgehend vorhanden sind. Kurze depressive Verstimmungen sind normal und werden nicht sofort als Depression diagnostiziert. Auch eine Trauerphase nach dem Verlust eines nahestehenden Menschen ist normal und noch keine Depression.

Ursachen

Bei Depressionen gibt es ein breites Spektrum an Ursachen. Wie schon bei den Ängsten, können auch hier prägende Erlebnisse in der Kindheit und Jugend die Anfälligkeit für Depressionen erhöhen. Als unmittelbare Auslöser wirken oft Belastungen im Privatleben oder im Beruf. Das können alltägliche Stressoren sein – sogenannte „tägliche Hässlichkeiten" (daily hassles) – oder auch große belastende Ereignisse – sogenannte life events – wie Jobverlust, Todesfälle oder ernste Krankheiten. Der Zusammenhang mit Burnout ist ebenfalls häufig vorhanden. So führt ein Burn-out im Voll-

Depression oder Burn-out?

stadium nicht selten zu einer Depression. Umgekehrt ist nicht jede depressive Phase auch ein Burn-out. Hier gilt es, genau hinzusehen und eine sorgfältige Diagnostik durchzuführen. Schließlich sind bei Depressionen und Burn-out unterschiedliche Therapie-Strategien sinnvoll.

Wirkung

Ursprünglich zählten Entspannungstrainings nicht zu den vorrangigsten Therapien bei Depressionen. Energielosigkeit, Müdigkeit und Motivationsprobleme mit etwas zu behandeln, das zu Deaktivierung und Ruhe führt, wurde lange Zeit als nicht sehr sinnvoll betrachtet – geht es bei Depressionen doch um Aktivierung und Zunahme von Energie und Motivation. Wenn man genauer hinsieht, dann erkennt man jedoch, dass Entspannungsübungen bei Depressionen sehr wertvoll sein können. Besonders jene Trainings, die zu Wachheit, Energiezunahme und Gelassenheit führen, sind bei Depressionen sinnvoll. Das sind Achtsamkeits-Meditation (siehe S. 105 ff.), Neurofeedback (siehe S. 135 ff.) und Imagination (siehe S. 117 ff.). Mit diesen Übungen gelingt es, den Körper zu entspannen und den Geist zu beleben. Damit werden auch negative Gedankenschleifen aufgelöst und das „innere Gefängnis der Gedanken" durchbrochen. Beim Neurofeedback geht es darum, bestimmte Gehirnwellen selbst zu steuern und dadurch das Ungleichgewicht im Kopf zu beheben.

Für Energie und Gelassenheit:
- Achtsamkeits-Meditation
- Neurofeedback
- Imagination

Einzelstudien zur Entspannung bei Depressionen gibt es kaum. Eine Kombination von Entspannung mit kognitiver Umstrukturierung (Veränderung der Gedankenmuster), Ressourcen-Aktivierung und Work-Life-Balance-Strategien hat sich am besten bewährt. In bestimmten Fällen sind auch Medikamente sinnvoll.

Herz-Kreislauf-Beschwerden

Zu den Herz-Kreislauf-Beschwerden zählen Erkrankungen des Herzens und des Blutkreislaufes. Die häufigsten Beschwerden sind Bluthochdruck, Herzbeschwerden, Herzinfarkt und Schlaganfall. Die Häufigkeit dieser Erkrankungen nimmt im Alter deutlich zu. Bluthochdruck ist bei über 20% der Erwachsenen vorhanden. Schlaganfall und Herzinfarkt zählen zu den häufigsten Todesursachen.

Ursachen

Herz-Kreislauf-Beschwerden werden seit jeher zu den Zivilisationserkrankungen gezählt. Der Lebensstil spielt dabei neben biologischen Faktoren eine entscheidende Rolle. Zu viel Stress, zu wenig Bewegung und ungünstige Ernährung tragen dazu bei, dass Bluthochdruck und andere Herz-Kreislauf-Erkrankungen entstehen. Die Wirkung von Stress auf Herz-Kreislauf-Erkrankungen ist bereits seit vielen Jahrzehnten gut untersucht. Vor allem negativer Stress führt zu einer Verengung der Blutgefäße, Erhöhung des Blutdrucks, Zunahme der Herzfrequenz und Steigerung des kardialen Outputs – der Stärke der Pumpleistung des Herzens. Diese Effekte sind erforderlich, wenn wir uns in Notsituationen befinden oder körperliche Anstrengungen verlangt werden, etwa bei einem Feueralarm, einem Verkehrsunfall oder wenn Sie bei einer Bergwanderung in ein Gewitter kommen und die Flucht in die nächste Berghütte antreten. Im Büro oder zu Hause am Familientisch sind diese Veränderungen aber alles andere als brauchbar. Sie führen zu einer übermäßigen körperlichen und psychischen Belastung und bei wiederholtem Auftreten zu den genannten Beschwerden.

Stress wirkt erwiesenermaßen negativ auf Herz und Kreislauf.

Wirkung

Entspannungsverfahren zählen seit jeher zu den wichtigsten nicht-medikamentösen Therapien bei Herz-Kreislauf-Beschwerden. Besonders jene Übungen, die an der Herzfrequenz und

Zur Entspannung:
- Autogenes Training
- Atemtraining
- Biofeedback

der Durchblutung ansetzen, haben sich einen festen Platz in der Herz-Prävention und Rehabilitation gesichert. Hervorzuheben sind Autogenes Training (siehe S. 95 ff.), Atemtraining (siehe S. 70 ff.) und Biofeedback (siehe S. 127 ff.) der Handtemperatur. Die Erweiterung der Blutgefäße führt zu einer Abnahme des Blutdruckes, die Reduktion der Herzfrequenz führt zu einer Entspannung im Herzen.

Tatsächlich gelingt es zum Beispiel mit Temperatur-Biofeedback, die Blutdruck-Werte um bis zu 15–20 Einheiten zu senken. Das bedeutet bei einem erhöhten Blutdruck von 150/95, dass dieser nach einem erfolgreichen Training auf 130/80 absinkt und damit wieder im Normbereich ist – ohne Medikamente und ohne Nebenwirkungen.

Studien berichten, dass etwa 70 % der Personen mit Entspannungstrainings eine Kontrolle des eigenen Blutdrucks erreicht haben.

Somatoforme Störungen

„Wenn die Ärzte eine Krankheit nicht heilen können, geben sie ihr wenigstens einen schönen Namen."
(Aldous Huxley)

Körperliche Beschwerden ohne körperliche Ursache? Klingt eigenartig und ist doch so weit verbreitet, dass ca. 30–40 % der Patienten in der Praxis des Allgemeinmediziners zu dieser Krankheitsgruppe zählen. Sage und schreibe 80 % der Bevölkerung haben mindestens einmal pro Woche somatoforme Beschwerden. Häufige Symptome sind Schmerzen, Magen-Darm-Probleme, Schwindel, Herzbeschwerden, unangenehme Körperempfindungen und andere. Nach strengen klinischen Kriterien ist bei 11 % der Bevölkerung die Diagnose einer somatoformen Störung zu stellen. Das bedeutet, dass die Beschwerden so stark vorhanden sind, dass es zu einer deutlichen Beeinträchtigung der Lebensqualität kommt. Die Beschwerden sind im Allgemeinen sogar stärker belastend als „echte" körperliche Erkrankungen.

Ursachen

Auch wenn bei den somatoformen Störungen keine klaren organischen Ursachen gefunden werden: Sie sind echt. Die Entstehung verläuft jedoch anders, als dies bei körperlichen Erkrankungen der Fall ist. Es gibt in der Psychologie verschiedene Entstehungsmodelle, die einen deutlichen Zusammenhang mit Belastungen, Stress, ungünstigen Verhaltensweisen und negativen Denkmustern bestätigen. Auslöser von außen können die Entstehung triggern, das eigene Verhalten und Denken führt zur Chronifizierung. Besonders kritisch sind Katastrophisierungen und Ängste („Ich habe einen Tumor"), zu viel Aufmerksamkeitsfokussierung auf die Symptome und ungünstige Verhaltensweisen, wie übermäßige Schonung oder ständiges Überprüfen des Körpers (z. B. Pulsmessen).

Wirkung

Eines der wichtigsten „Werkzeuge" bei der Behandlung von somatoformen Störungen ist die Entspannung. Dabei ist der Hauptfokus die körperliche Entspannung und Deaktivierung. Das gelingt sehr gut durch Atemtraining (siehe S. 70 ff.), Progressive Muskelentspannung (siehe S. 81 ff.), Autogenes Training (siehe S. 95 ff.) und Biofeedback (siehe S. 127 ff.). Je nach Symptomen sind verschiedene Übungen empfehlenswert. Sind vor allem muskelbedingte Beschwerden oder Schwindel vorhanden, dann eignen sich Progressive Muskelentspannung und EMG-Biofeedback (Biofeedback der Muskulatur) besonders gut. Sind Beschwerden der inneren Organe vorhanden, dann eignen sich Atemtraining und Autogenes Training.

Die Wirksamkeit von Entspannungstrainings bei somatoformen Störungen wurde wissenschaftlich mehrfach bestätigt. Dabei ist auch hier eine Einbettung in ein umfassendes Therapieprogramm sinnvoll. Diese Ergebnisse sind umso bedeutender, als durch die medizinische Behandlung der körperlichen Symptome keine Lösung des Problems erreicht wird.

Entspannung ist eines der wichtigsten „Werkzeuge" zur Behandlung!

Zur Entspannung:
- Atemtraining
- Progressive Muskelentspannung
- Autogenes Training
- Biofeedback

Tinnitus und Hyperakusis

Tinnitus bezeichnet Ohrgeräusche und Kopfgeräusche, die ohne äußere Ursache vorhanden sind. Als Geräusche sind Rauschen, Pfeifen, bestimmte Töne oder Maschinengeräusche möglich. Die Geräusche sind meist ständig vorhanden. Ein Entfliehen ist nicht möglich – sind die Geräusche doch im eigenen Kopf.

Etwa 10 % der Bevölkerung leiden unter Tinnitus. Bei ca. 2 % kommt es zu einer deutlichen Beeinträchtigung, die teilweise bis zur Arbeitsunfähigkeit führen kann.

Mit Hyperakusis wird eine Geräuschüberempfindlichkeit beschrieben, die bereits bei normalen Umgebungsgeräuschen vorhanden ist. Normale Bürogeräusche, Verkehrslärm oder Scheppern von Geschirr in der Küche, um nur einige zu nennen, führen zu Schmerz, Angst und Unbehagen. Die Kombination mit Tinnitus ist häufig.

Die Folgen von Tinnitus und Hyperakusis sind weitere psychosomatische Beschwerden und deutliche Beeinträchtigungen im Berufs- und Privatleben.

Ursachen

Meist sind im Vorfeld Stress und Belastungen vorhanden.

Die Entstehung von Tinnitus und Hyperakusis ist nicht vollständig geklärt. Organische Ursachen sind jedenfalls eher die Ausnahme. Fest steht jedoch: Außergewöhnlicher Stress und psychische Belastungen sind bei ca. 75 % aller Betroffenen im Vorfeld vorhanden. Es scheint fast so, als würde durch den Tinnitus „Dampf abgelassen". Auch Verspannungen im Kopf-, Nacken-, Schulterbereich sind Risikofaktoren. Diese haben wiederum einen deutlichen Zusammenhang zu Stress, und so schließt sich der Kreis wieder.

Wirkung

Entspannung ist einer der Hauptbestandteile der Psychologischen Tinnitus-Therapie. Da Muskelverspannungen im Kopf- und Schulterbereich den Tinnitus häufig verstärken, setzen Entspannungsverfahren genau hier an. Empfehlenswert sind Progressive Muskelentspannung (siehe S. 81 ff.) und EMG-Biofeedback (Biofeedback der Muskulatur) (siehe S. 127 ff.). Darüber hinaus ist auch eine gelassene Einstellung günstig, um eine Habituation – eine Gewöhnung mit Tinnitus-Abnahme – zu erreichen. Dafür sind Achtsamkeits-Meditation (siehe S. 105 ff.) und Neurofeedback (Alpha-Training) (siehe S. 135 ff.) geeignet.

Entspannung ist fast immer in ein umfassendes Therapiekonzept bei Tinnitus und Hyperakusis eingebettet. Die Wirkung dieses kombinierten Therapiekonzepts ist sehr gut bestätigt. In der Praxis wird geschätzt, dass bei über 90 % der Tinnitus-Betroffenen eine deutliche Linderung mit mehr als 50 %iger Reduktion der Beschwerden erreicht werden kann. Bei vielen Personen wird der Tinnitus nach erfolgreicher Therapie fast nicht mehr wahrgenom-

Zur Entspannung:
- Progressive Muskelentspannung
- EMG-Biofeedback

Für die Gelassenheit:
- Achtsamkeits-Meditation
- Neurofeedback

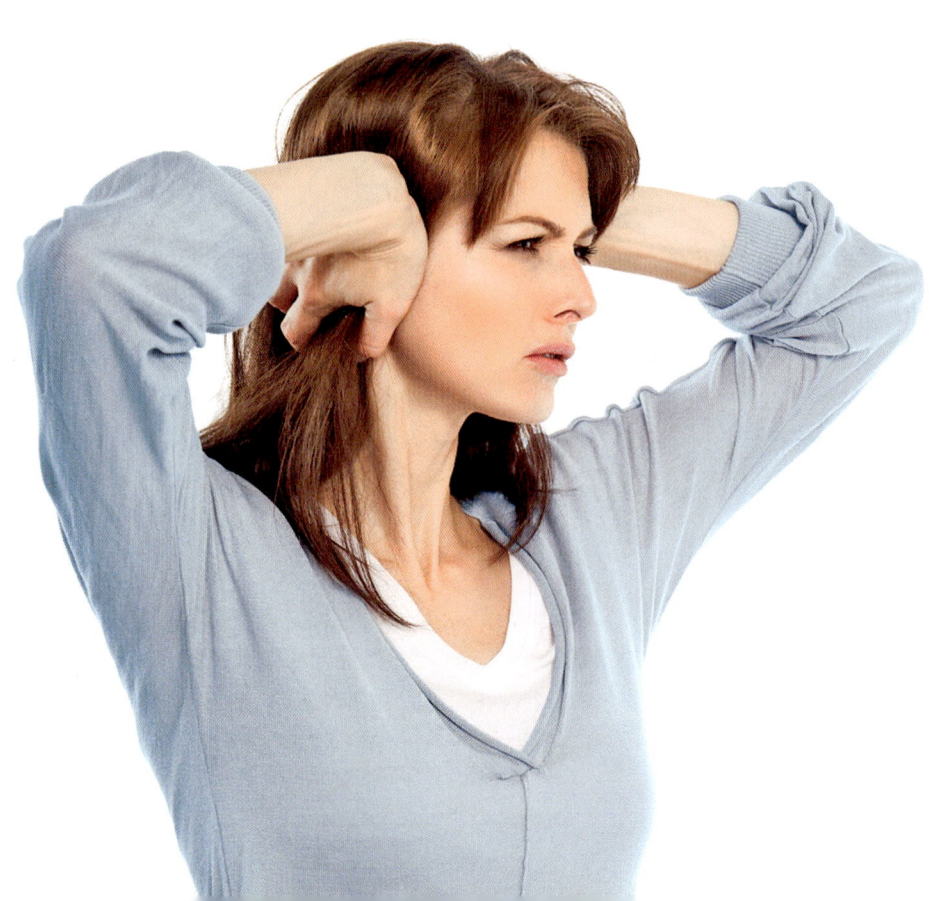

men. Folgebeschwerden gehen deutlich zurück und sind nach der Therapie meistens nicht mehr vorhanden. Die Lebensqualität ist wieder hergestellt.

In einer eigenen Untersuchung an sieben Tinnitus-Patienten wurde eine Psychologische Tinnitus-Therapie mit Counselling, Entspannung, Biofeedback und bei zwei Patienten auch mit Neurofeedback durchgeführt. Die gesamte Gruppe erreichte im Tinnitus-Fragebogen eine Reduktion der Beeinträchtigung von 53 % auf 7 % (100 % bedeutet maximale Beeinträchtigung). Die subjektive Lautstärke ist von 6 (10-stufige Skala, 0 = kein Tinnitus, 10 = extrem lauter Tinnitus) auf 4 abgesunken. Das Wohlbefinden stieg auf einer 10-stufigen Skala von 3 auf 8 und die Kontrolle stieg von 4 auf 8. Die Effektivität ist umso bemerkenswerter, als der Tinnitus durchschnittlich seit 8 Jahren vorhanden war, bisherige Therapien nur mangelhaften Erfolg hatten und die Therapiedauer im Schnitt 9 Sitzungen betragen hat. Hier bestätigt sich das Potenzial von Entspannungstrainings eindrucksvoll.

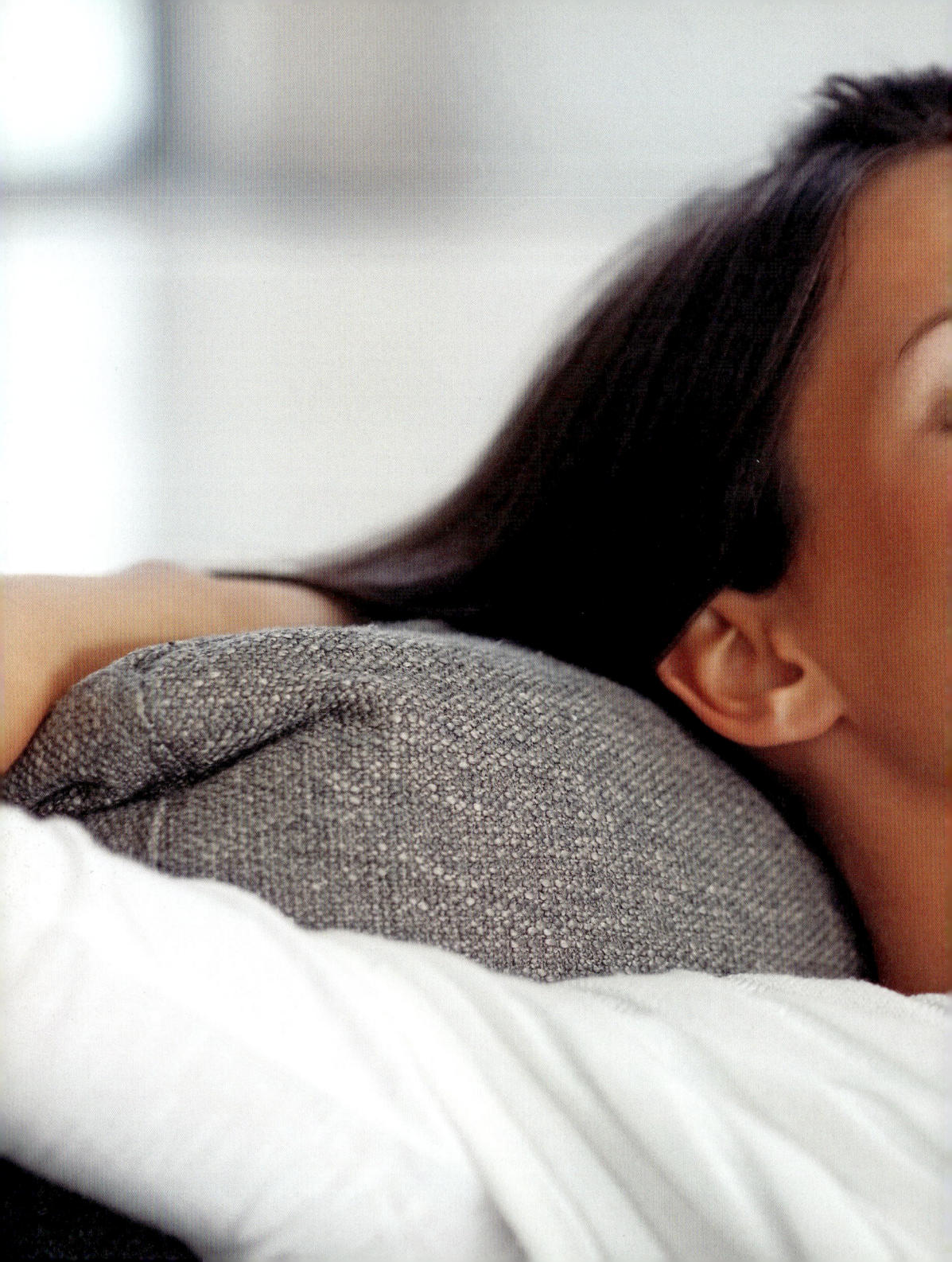

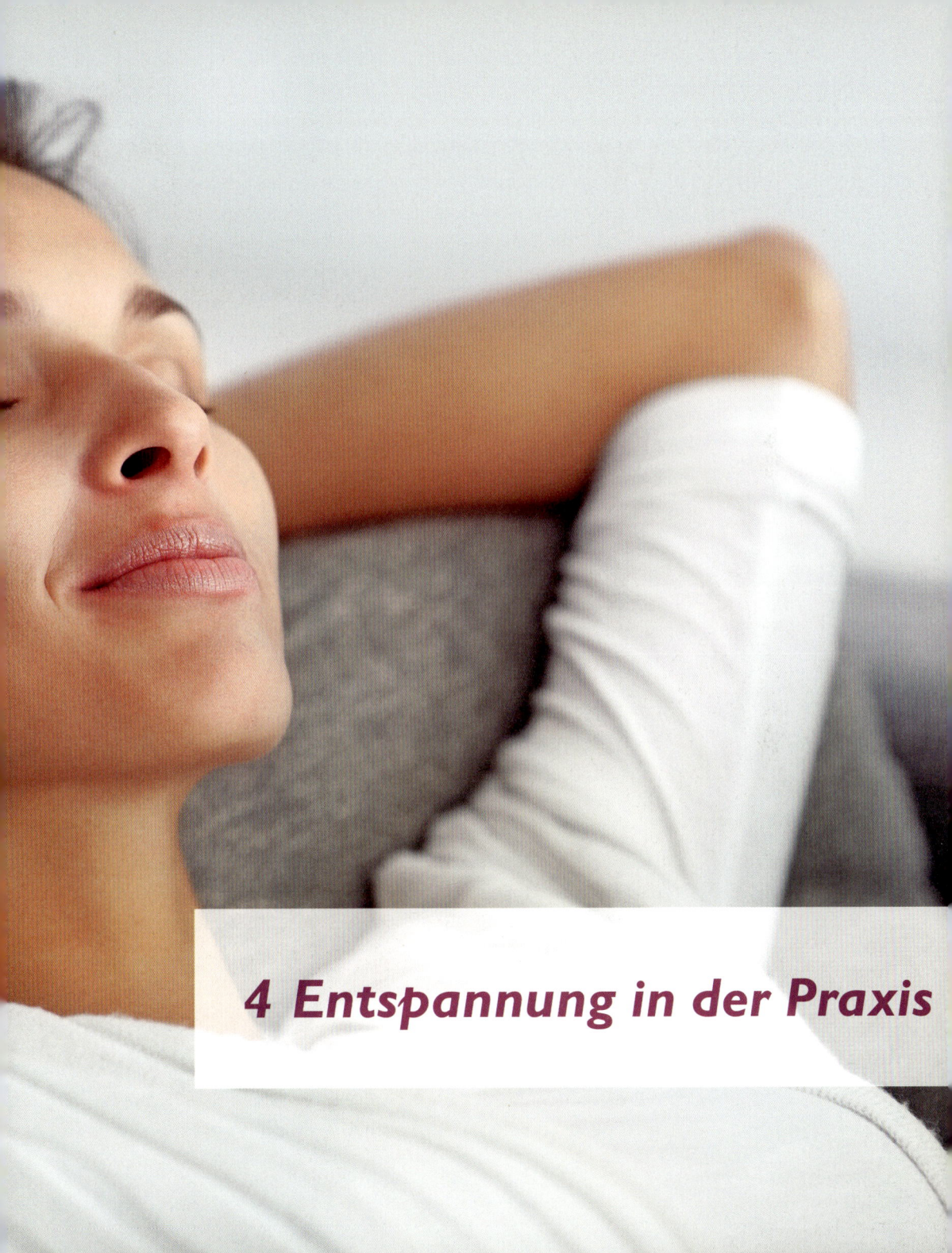

4 Entspannung in der Praxis

Wie Sie im vorangegangenen Kapitel erfahren haben, sind für verschiedene Beschwerden und Anwendungen bestimmte Entspannungstrainings geeignet. In diesem Kapitel geht es darum, die Top 7 der Entspannungstrainings kennenzulernen. Dabei werden die Trainings nicht nur theoretisch beschrieben, sondern Sie können diese praktisch ausprobieren. Zu jedem Training finden Sie einen Schritt-für-Schritt-Leitfaden, der Sie in die Entspannung führt. Im Anhang finden Sie auch Kurzanleitungen, die für das tägliche Training hilfreich sind. Besonders angenehm ist es, mit der beigefügten CD zu üben. Sie finden alle Übungen – außer Biofeedback und Neurofeedback – auf der CD mit gesprochener Anleitung und spezieller Hintergrundmusik. Schalten Sie einfach den CD-Player ein, machen Sie es sich bequem und lassen Sie sich in die Entspannung führen. Im Anhang finden Sie auch eine genaue Beschreibung des Inhalts der CD.

Atemtraining

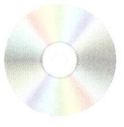

Track 1

Die Basis eines guten Entspannungszustandes ist eine gleichmäßige, harmonische Atmung.

Der Atmung kommt in verschiedenen Entspannungs- und Meditationsformen eine zentrale Bedeutung zu. In der westlichen Welt sind hier neben dem Bauchatem-Training das Autogene Training, Progressive Muskelentspannung und Biofeedback zu nennen. In der östlichen Welt sind dies verschiedene Meditationsformen, Yoga, Tai-Chi und Qi-Gong, um die Wesentlichsten zu nennen.

Grundlagen

Bezogen auf die körperliche Gesundheit spielt die Atmung im menschlichen Körper eine besondere Rolle. Bei jedem Atemzug wird neue Energie in Form von Sauerstoff aufgenommen und verbrauchte Energie in Form von Kohlendioxid abgegeben. Zudem hat die Atmung einen wesentlichen Einfluss auf das Herz-Kreislauf-System und vegetative Funktionen. Durch eine entspannte Atmung wird die Herzfrequenz abgesenkt, das vegetative Nervensystem entspannt sich, die Durchblutung wird verbessert und auch das Immunsystem wird gestärkt. Psychisch kommt es zu einem Zustand des Wohlbefindens, der Gelassenheit, Ruhe und Ausgeglichenheit.

Der Einfluss der Atmung auf das Herz-Kreislauf-System

Der Zusammenhang von Atmung und Herzfrequenz wird anhand eines Rechenbeispiels klar. Durch eine entspannte Bauchatmung kommt es zu einem Absinken der Herzfrequenz. Weshalb ist das von Bedeutung? Vergleichen wir dazu eine angespannte und eine entspannte Herzfrequenz: Eine durch Stress beeinflusste Herzfrequenz liegt häufig bei 85 Schlägen pro Minute oder höher. Pro Stunden sind dies 5100 Herzschläge, pro Tag beachtliche 122.400 Herzschläge.

Durch Entspannung können Sie die Herzfrequenz deutlich senken, z. B. auf 65 Schläge pro Minute. Pro Stunde sind das 3900 und pro Tag 93.600 Herzschläge. Die Ersparnis für das Herz sind somit pro Tag 28.800 Herzschläge. Wenn man das auf die Woche umrechnet, sind es 201.600 und pro Jahr 10.483.200 Herzschläge. Das sind in Worten über 10 Millionen Herzschläge, die sich Ihr Körper erspart, wodurch er gleichzeitig noch wesentlich leistungsfähiger ist! Energie, die verfügbar ist, um andere Ziele zu erreichen.

Entspannung kann die Herzfrequenz deutlich senken.

Dieses Rechenbeispiel ist natürlich vereinfacht, geht es doch davon aus, dass das Herz ständig gleich schlägt. Das tut es aber nicht, und das ist gut so. Denn das Herz hat die erstaunliche Fähigkeit (wie auch unsere anderen Körpersysteme), sich auf veränderte Zustände rasch und flexibel einzustellen. Bei körperlichen und psychischen Anforderungen nimmt die Herzfrequenz zu. Bei Entspannung sinkt sie ab, und bei wirklich guter Entspannung mit entsprechender Bauchatmung fängt unser Herz zu schwingen an. Ein Rhythmus, der respiratorische Sinusarrhythmie, kurz RSA, genannt wird. Ein sperriges Wort, das übersetzt „atmungsbedingte Herz-frequenzschwankungen" bedeutet. Je stärker die RSA ausgeprägt ist, umso besser der Erholungszustand des Herz-Kreislauf-Systems. Mit einem Biofeedback-System kann man dies einfach messen und sichtbar machen (siehe Biofeedback, S. 127 ff.).

Welche Atemtechnik ist die richtige für mich?
Bei der Atmung gibt es zahlreiche unterschiedliche Techniken. Diese können eigenständig oder Teil einer umfassenden Entspannungspraxis sein. Vor allem in den östlichen Philosophien und Meditationsformen wurden verschiedenste Atemübungen entwickelt, die für „westliche" Menschen nicht immer einfach umzusetzen sind. Wir beschäftigen uns in diesem Buch mit der *entspannten Bauchatmung*. Diese ist einfach zu erlernen und bewirkt genau jene Veränderungen im Körper und in der Psyche, die für uns von Bedeutung sind.

Man kann verschiedene Atemmuster unterscheiden. Die zwei Haupttypen der Atmung sind die *Bauchatmung* (abdominale Atmung, Zwerchfellatmung) und die *Brustkorbatmung* (thorakale Atmung). Bei der Bauchatmung bewegt sich die Bauchdecke im Rhythmus des Atmens mit. Beim Einatmen geht der Bauch heraus, beim Ausatmen geht der Bauch hinein.

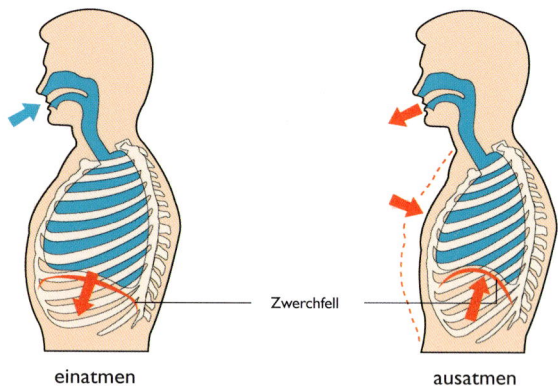

einatmen   Zwerchfell   ausatmen

Bauchatmung

Vorteile der Bauchatmung:
- ↘ positiver Einfluss auf das Wohlbefinden
- ↘ verbesserte Belüftung der Lunge (auch die tiefen Lungenpartien werden belüftet, verbesserter Austausch von Sauerstoff und Kohlendioxid)
- ↘ positiver Einfluss auf das Herz-Kreislauf-System (Verlangsamung der Herzfrequenz, Verstärkung des kardialen Outputs (Schlagkraft))
- ↘ positiver Einfluss auf das vegetative Nervensystem (Förderung des Parasympathicotonus)
- ↘ Entspannung der Brust- und Schultermuskulatur

Bei der *Brustkorbatmung* hebt sich der Brustkorb beim Einatmen und geht beim Ausatmen wieder zurück. Beim Einatmen kommt es durch die Aktivierung der Atemhilfsmuskulatur zu einem Hochziehen der Schultern, weshalb die Brustkorbatmung bei deutlicher Beteiligung der Atemhilfsmuskulatur auch als Schulteratmung bezeichnet wird. Die Atemhilfsmuskeln sind die Zwischenrippenmuskeln sowie die Muskeln an Hals und Schultern.

Wie viele Atemzüge pro Minute sind normal?
Zu Beginn ein kleines Experiment: Bevor Sie mit dem Experiment beginnen, schätzen Sie bitte, wie viele Atemzüge pro Minute normal sind bzw. wie viele Atemzüge Sie selbst atmen. Nehmen Sie dann eine Uhr mit Sekundenzeiger zur Hand (oder die Stoppuhr am Handy). Legen Sie eine Hand auf den Bauch und zählen Sie die Anzahl der Atemzüge (1 Atemzug = 1 x ein- und ausatmen) für eine halbe Minute. Verdoppeln Sie das Ergebnis. Die sich daraus ergebende Zahl zeigt Ihnen, wie viele Atemzüge pro Minute Sie atmen.
Die Tabelle zeigt Ihnen an, wie viele Atemzüge bei Kindern und Erwachsenen im entspannten Zustand normal sind.

Veränderung der Atemfrequenz im Verlauf des Lebens

Alter	Atemfrequenz (Atemzüge/min)
Neugeborene	50
6 Monate	40
1 Jahr	35
6 Jahre	25
Erwachsene	14 (10–20)
bei Entspannung	6–8

Bei Aktivität, wie PC-Arbeit, erhöht sich die Atemfrequenz häufig auf 18–20 Atemzüge pro Minute – das ist jedoch weder erforderlich noch günstig. Sie kommen ohne Weiteres mit einer Atemfrequenz von 12–15 Atemzügen pro Minute bei Schreibtischarbeit aus. Probieren Sie es einfach aus: Setzen Sie sich an den PC und schreiben Sie etwas (oder surfen Sie im Internet). Achten Sie bewusst auf eine entspannte, ruhige Atmung. Sie werden feststellen, dass es nach einigem Üben ganz gut klappt.

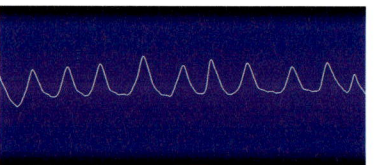 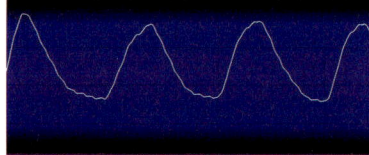

Atemzüge vor und nach einem Bauchatem-Training (gemessen mit dem NeXus Biofeedback-System der Fa. Mind Media). Sie können gut erkennen, wie die Atmung im ersten Bild rasch und flach ist. Im zweiten Bild ist die Atemkurve deutlich höher und breiter, die Atmung ist jetzt langsam und tief.

Psychophysiologie der Atmung

Die Atmung zeigt unsere psychische Verfassung an.

Die Atmung ist ein sensibler Indikator für unsere psychische Verfassung. Verschiedene Atemmuster weisen auf verschiedene psychische Zustände hin. Dabei wird deutlich, dass eine unregelmäßige, rasche und flache Atmung mit negativen psychischen Zuständen wie Angst, Ärger oder Stress verbunden ist. Eine seichte Atmung weist auf depressive Stimmung hin.

Die Atemmuster sind jedoch nicht immer ganz eindeutig, so kann eine langsame, seichte Atmung auf ruhige Freude und eine rasche, tiefe Atmung auch auf freudige Stimmung bzw. positive Erregung hinweisen.

Atemmuster und ihre Bedeutung

Atmung	Psychische Zustände
rasche, tiefe Atmung	Angst, Ärger, Kontrollverlust, Hilflosigkeit, Vorbereitung auf Flucht oder Kampf, aber auch freudige Stimmungen
rasche, seichte Atmung	anstrengende, stressreiche Aufgaben, gespannte oder ängstliche Erwartung
langsame, tiefe Atmung	Entspannung
langsame, seichte Atmung	Depression, Kummer, aber auch ruhige Freude
unregelmäßige Atmung	Ängste, Ärger, Aufregung, Problemlösen
Brustkorbatmung	unangenehme Emotionen, Angst, Gespanntheit
Bauchatmung	angenehme Emotionen, Entspannung

Entstehungsgeschichte

Die Wurzeln des Atemtrainings reichen durch die Verbindung mit religiösen und philosophischen Traditionen ca. auf das Jahr 2000 v. Chr. zurück. Atmung hat besonders im Hinduismus und Buddhismus eine zentrale Stellung.

Aus dem Kaushitaki-Upanishad, den philosophischen Schriften des Hinduismus, ist folgender Text überliefert: „Ich bin der Atem (prana). Als den aus Erkennen bestehenden Atman, als Leben, als Unsterblichkeit verehre mich. Der Atem ist Leben und das Leben ist Atem. Denn solange der Atem in diesem Körper weilt, solange weilt auch das Leben."

In der westlichen Welt wurden viele Atemtechniken aus östlichen Philosophien und Religionen übernommen, ohne deren Theorie- und Gedankengebäude zu übernehmen.

Anwendungsbereiche

Die Atmung ist zwar ein eigenständiges System im Körper, hat durch ihre zentrale Stellung jedoch wichtige Einflüsse auf verschiedene Körperbereiche, vor allem auf Herz und Kreislauf, Nervensystem und auch auf die Muskulatur.

Die wichtigsten Einsatzgebiete:

➘ innere Unruhe, Angst, Nervosität

➘ Atembeschwerden

➘ Burn-out

➘ Herz-Kreislauf-Beschwerden
   (Bluthochdruck, Herzbeschwerden etc.)

➘ Immunsystem

➘ Magen-Darm-Beschwerden

➘ Schlafbeschwerden

➘ Schmerzen der inneren Organe

➘ somatoforme Störungen

➘ Stress

➘ etc.

Durchführung

Sie können die entspannte Bauchatmung im Sitzen oder Liegen durchführen. Je nachdem, welche Wirkung Sie erzielen wollen, haben beide Haltungen ihre Vorteile.

Für einen angenehmen Entspannungszustand ist die liegende Haltung bzw. Sitzen mit angelehntem Oberkörper (am besten in einem Entspannungsstuhl) empfehlenswert.

Wenn Sie einen wachen, bewussten Zustand herstellen wollen (vgl. Abschnitt „Achtsamkeits-Meditation", siehe S. 105 ff.), dann ist eine sitzende Haltung mit aufrechtem Oberkörper empfehlenswert, wobei der Rücken nicht angelehnt ist. Sie können auch eine sitzende Haltung wie bei der Achtsamkeits-Meditation wählen; dabei sitzen Sie am Boden im Lotus- oder Schneidersitz oder hocken im Fersensitz auf einem Sitzkissen.

Warum diese Unterscheidung? Sie werden feststellen, dass unterschiedliche Körperhaltungen unterschiedliche Bewusstseinszustände bewirken. Die aufrechte Haltung führt zu einem wachen Zustand, die angelehnte oder liegende Haltung zu einem Sich-Fallenlassen, das in Richtung Trance oder Schlaf tendiert.

Die Praxis der Bauchatmung: Schritt für Schritt

I. Einen angenehmen Platz suchen, sich Zeit nehmen, eine angenehme Haltung einnehmen

- Suchen Sie sich einen bequemen Platz und nehmen Sie eine angenehme Haltung ein. Lockern Sie Ihre Kleidung; wenn es für Sie angenehm ist, ziehen Sie die Schuhe aus, legen Sie Uhr und Brille ab, falls vorhanden.

- Wenn Sie entspannen, loslassen und Körper und Geist deaktivieren möchten, legen Sie sich auf eine bequeme Unterlage oder lehnen Sie sich in einem Entspannungsstuhl zurück. Der Kopf liegt angenehm auf.

- Wenn Sie wach, aufmerksam und ruhig sein möchten, nehmen Sie eine sitzende, aufrechte Haltung ein. Der Kopf bleibt dabei aufrecht, der Blick ist nach vorne gerichtet.

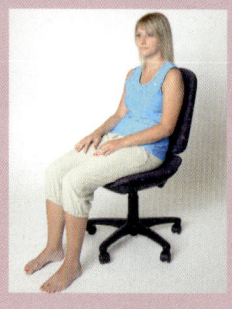

2. Hände angenehm auflegen

⬊ Legen Sie Ihre Hände bequem auf die Oberschenkel oder neben sich. Wenn diese auf dem Oberschenkel liegen, ist es günstig, wenn die Finger etwas nach innen zeigen, damit die Hände im Laufe der Entspannung nicht außen abrutschen.

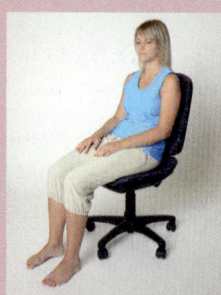

3. Zeit nehmen und Augen schließen

⬊ Nehmen Sie sich Zeit für die Atem-Entspannung und schließen Sie die Augen.

4. Gedanken vorbeiziehen lassen

⬊ Lassen Sie alle Gedanken an den Alltag zurück. Wenn Gedanken aus dem Alltag kommen, lassen Sie diese weiterziehen wie Wolken am Himmel. Kehren Sie immer wieder zur Atmung zurück, auch wenn Sie dazwischen mit Ihren Gedanken abdriften.

⬊ Die Konzentration auf die Atmung wird erleichtert, wenn Sie ganz genau auf die Empfindungen beim Ein- und Ausatmen achten.

⬊ Die Atmung ist dabei wie ein Anker, der Sie immer wieder zum Hier und Jetzt zurückholt.

5. Aufmerksamkeit vollkommen auf die Atmung lenken

⬊ Lenken Sie Ihre gesamte Aufmerksamkeit auf die Atmung. Alles andere um Sie herum ist ganz unbedeutend und kann in den Hintergrund treten. Auch wenn

Sie Geräusche hören, wie vorbeifahrende Autos oder Gespräche im Nebenraum, achten Sie einfach weiter auf die Atmung.

6. Bewusst in den Bauch einatmen

↘ Atmen Sie ganz bewusst ein, indem Sie die Luft durch die Nase (oder den Mund) einatmen. Die Atmung durch die Nase ist vorzuziehen, da Sie dadurch langsamer atmen (engerer Atemweg), die Luft gefiltert und vorgewärmt wird. Wenn Sie durch den Mund atmen, können Sie beim Ausatmen den Mund etwas spitzen (wie ein Kussmund), damit die Luft nur langsam herausstreicht.

↘ Spüren Sie der Luft, die Sie einatmen, den ganzen Weg von der Nase bis in die Lunge nach. Achten Sie darauf, wie die Luft von der Nase über die Luftröhre in die Lunge und die Bronchien fließt, wie sich dabei Nase, Mund, Hals, Brustkorb und Bauch anfühlen. Spüren Sie, wie sich beim vollständigen Einatmen der Bauch nach außen wölbt, indem das Zwerchfell nach unten gedrückt wird.

7. Bewusst ausatmen

↘ Nachdem Sie vollständig eingeatmet haben, machen Sie eine kurze Atempause, halten Sie die Luft etwas an und atmen Sie dann wieder vollständig aus. Gehen Sie auch hier wieder mit der Aufmerksamkeit den Weg der Luft mit: von der Lunge über die Atemwege zur Nase. Achten Sie darauf, wie die Luft aus dem Körper streicht, sich das Zwerchfell entspannt, der Bauch wieder zurückgeht und die Luft komplett aus dem Körper weicht.

8. Das bewusste Ein- und Ausatmen wiederholen

↘ Wiederholen Sie dieses bewusste Ein- und Ausatmen immer wieder. Machen Sie sich alle Empfindungen ganz bewusst. Einfach ein- und wieder ausatmen.

↘ Wenn Gedanken aus dem Alltag auftreten oder Sie Umgebungsgeräusche ablenken, so gehen Sie mit der Aufmerksamkeit einfach wieder zurück zum Atem.

9. Auf die Bauchatmung achten; der Brustkorb soll ganz ruhig bleiben

↘ Es ist wichtig, dass Sie möglichst durch den Bauch atmen. Der Brustkorb sollte so ruhig wie möglich bleiben. Zur Kontrolle können Sie eine Hand auf den Bauch legen und die andere auf den Brustkorb. Wenn sich vor allem die Hand auf dem Bauch mitbewegt, dann haben Sie einen gut ausgeprägten Bauchatemrhythmus.

↘ Die Entwicklung der Bauchatmung geht Schritt für Schritt. Sie werden bemerken, wie sich die Atmung immer mehr vom Brustkorb in den Bauch verlagert.

10. 10 bis 15 Minuten üben

↘ Die gesamte Dauer der entspannten Bauchatmung sollte mindestens 10 bis 15 Minuten betragen. Sie können im weiteren Trainingsverlauf auch länger üben.

11. Abschluss und Zurücknehmen

↘ Zum Abschluss schließen Sie die Entspannung ab, indem Sie ein paar Mal tief ein- und wieder ausatmen, die Hände und Beine etwas bewegen, schütteln und strecken, dann die Augen wieder öffnen, um wieder ganz zurückzukommen in das Hier und Jetzt.

Entspannte Bauchatmung im Alltag

Die Bauchatmung bietet sich auch exzellent für Mini-Übungseinheiten im Alltag an: bei einer Pause am Arbeitsplatz, bei der Autofahrt, beim Warten auf die Straßenbahn etc. Nutzen Sie jede Gelegenheit, die sich Ihnen bietet, um die entspannte Bauchatmung umzusetzen. Auch wenn es nur fünf oder sechs Atemzüge sind, macht es am Ende des Tages einen deutlichen Unterschied.

Sie können das Prinzip der Atementspannung im Alltag noch weiter perfektionieren, indem Sie auch während der Alltagstätigkeiten auf die entspannte Atmung achten. Während Sie am PC etwas schreiben, beim Kochen, beim Plaudern mit Freunden. Ein kurzer Schwenk der Aufmerksamkeit auf die Atmung und Sie triggern den Entspannungs-Atemrhythmus. Dass dieser Rhythmus dabei nicht dauerhaft bestehen bleibt, ist ganz normal. Sie werden jedoch feststellen, dass nach einigen Wochen regelmäßigen Übens die Atmung im Alltag verändert ist – einfach entspannter.

Eine Variante des Atemtrainings finden Sie im Abschnitt „Achtsamkeits-Meditation" (siehe S. 105 ff.). Dabei sind einige Merkmale ident, die Grundhaltung ist jedoch eine andere, geht es doch bei der Achtsamkeits-Meditation ums Nichts-Tun. Das bedeutet, dass es keine besondere Zielsetzung gibt, außer mit der Aufmerksamkeit ganz auf die Atmung zu fokussieren. Welcher Atemrhythmus auch immer vorhanden ist, er soll dort nicht aktiv angestrebt werden, sondern sich von selbst einstellen.

Progressive Muskelentspannung – reloaded

Die Progressive Muskelentspannung zählt zu den weltweit am meisten verwendeten Entspannungsübungen. Besonders in englischsprachigen Ländern ist sie *die* Methode, um sich zu entspannen. Spätestens seit den 1990er-Jahren ist sie auch in Deutschland und Österreich das Entspannungstraining Nummer eins sowohl in Krankenhäusern, Rehabilitationskliniken und Kuranstalten als auch bei niedergelassenen Psychologen und Therapeuten. Zu dieser weiten Verbreitung hat vor allem das einfache Erlernen der Grundtechnik, die praktische Verwendung im Alltag und auch die enorme Anzahl an wissenschaftlichen Studien beigetragen.

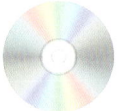

Track 2

Grundlagen

Wie der Name bereits sagt, geht es bei den Übungen der Progressiven Muskelentspannung darum, verschiedene Muskelgruppen im Körper zu entspannen. Das Grundprinzip ist einfach: Um eine gute muskuläre Entspannung erreichen zu können, wird die Muskelgruppe zuvor etwas angespannt, die Spannung für ca. 5 Sekunden gehalten und dann plötzlich gelockert. Dadurch wird eine vertiefte Entspannung erreicht. Die Muskelspannung geht dann unter das Niveau, das vor der Anspannung vorhanden war. Die Übungen werden für die wichtigsten Muskelgruppen des Körpers – vom Kopf bis zu den Füßen – durchgeführt.

Auf den Unterschied zwischen Anspannung und Entspannung achten

Damit Sie mit dem Grundprinzip der Progressiven Muskelentspannung gleich vertraut werden, können Sie eine kleine Übung durchführen: Setzen Sie sich bequem in einen Sessel, lassen Sie die Hände auf den Oberschenkeln aufliegen. Ziehen Sie dann die Schultern etwas nach oben, halten Sie die Spannung für 5 Sekunden und lassen Sie dann plötzlich wieder los. Achten Sie jetzt auf den Unterschied von Anspannung und Entspannung. Können Sie einen Unterschied bemerken? Die meisten Personen stellen fest, dass die Schultern nach dieser Übung etwas mehr entspannt sind. Die Muskeln werden dadurch gelockert und verkrampfte Haltungen werden aufgelöst. Je entspannter die Muskeln sind, umso entspannter ist auch die Psyche. Bereits nach einigen Übungstagen stellen sich Wohlbefinden, Ruhe und Gelassenheit ein.

Entstehungsgeschichte

Die Progressive Muskelentspannung, die auch Progressive Relaxation genannt wird, wurde von Edmund Jacobson in den frühen 1920ern in Chicago in den USA entwickelt. Er interessierte sich besonders für die Funktionsweise der Muskulatur. Und zwar zu einer Zeit, als die physiologische Messung der Muskeln durch die Elektromyografie (EMG) noch nicht entwickelt war. Jacobson konnte jedoch feststellen, dass der Kniesehnen-Reflex, den Ärzte zur Testung der Nerven einsetzen, bei angespannten Personen stark ausgeprägt war, während entspannte Personen deutlich weniger reagierten. Die Schreckhaftigkeit einer Person war ebenfalls von der allgemeinen Anspannung abhängig. Die Wirkung der Progressiven Muskelentspannung wurde auch manchmal mit folgendem Test überprüft. Am Ende eines Entspannungs-Kurses wurde bewusst ein Buch mit einem Knall auf den Boden fallen gelassen. Die Teilnehmer, die nicht entspannt waren, schreckten sofort hoch. Die anderen, die tief entspannt waren, zeigten keine Schreckreaktion, sondern blieben weiter ganz ruhig liegen.

Ein weiterer Impuls in der Entwicklung der „Progressive Relaxation" ging von Joseph Wolpe aus. Wolpe, der in Südafrika und den USA lebte, modifizierte 1958 die Übungen von Jacobson und implementierte sie in ein systematisches Therapieprogramm bei Ängsten, die sogenannte Systematische Desensibilisierung. Diese gehört bis heute zu den wichtigsten psychologischen Therapiemethoden. Die Übungen der Progressiven Muskelentspannung wurden dabei deutlich verkürzt, um diese für die Therapiesitzungen praktikabel zu machen. Heute gibt eine Vielzahl an Variationen zur Progressiven Muskelentspannung. Diese unterscheiden sich in den ausgewählten Muskelgruppen, im Ablauf und der Gesamtdauer. Die Progressive Muskelentspannung – reloaded, die in diesem Buch vorge-

⬎ Edmund Jacobson, der Urvater der wissenschaftlichen Entspannung

Edmund Jacobson (1888–1983) lebte in den USA und studierte in Harvard Medizin. Dort wurde er unter anderem von William James, dem ersten amerikanischen Professor für Psychologie, maßgeblich beeinflusst. James hatte sich besonders mit den psychophysiologischen Wechselwirkungen der Emotionen beschäftigt: Er untersuchte, wie sich Gefühle auf den Körper auswirken und umgekehrt, wie körperliche Veränderungen die Gefühle beeinflussen. Diese Wechselwirkung spielt auch bei der Progressiven Muskelentspannung eine wichtige Rolle. Körperliche Anspannung und Unruhe führt zu emotionaler Anspannung, Ruhe und Entspannung zu emotionaler Entspannung.

Jacobson schrieb seinen ersten Artikel über Progressive Relaxation im Jahr 1924. Das erste Buch mit dem Titel „Progressive Relaxation" erschien 1929. Die Technik der Progressiven Muskelentspannung verfeinerte er in den folgenden Jahrzehnten weiter und erforschte die Anwendung bei verschiedensten Beschwerden. Aufgrund der systematischen Forschungen gilt Edmund Jacobson auch als Urvater der „wissenschaftlich fundierten Entspannung".

stellt wird, weist einen einfachen, verständlichen Ablauf auf und hat sich in der Praxis und in Entspannungskursen mit mehr als 1500 Teilnehmern über 15 Jahre bewährt.

Anwendungsbereiche

Der Einsatzbereich der Progressiven Muskelentspannung ist breit gefächert. Es gibt kaum ein Entspannungstraining, das bei den unterschiedlichsten Beschwerden so gut untersucht wurde. Der Hauptfokus liegt bei muskelbedingten Beschwerden, wie Kopfschmerzen und Verspannungen. Durch die Auswirkungen, die das Training auch auf das vegetative Nervensystem hat, sind aber auch sehr gute Wirkungen bei Stress und psychosomatischen Beschwerden nachweisbar.

Die wichtigsten Einsatzgebiete:

↘ allgemeine Entspannung und Erholung

↘ Gesundheitsförderung

↘ Wohlbefinden stärken

↘ Kopfschmerzen, Rückenschmerzen, Schulterschmerzen

↘ Stresserkrankungen

↘ Schlafbeschwerden

↘ Herz-Kreislauf-Erkrankungen (z. B. Bluthochdruck)

↘ psychosomatische Beschwerden

↘ Ängste (z. B. Platzangst)

↘ etc.

Durchführung

Die Progressive Muskelentspannung – reloaded ist eine Weiterentwicklung der ursprünglichen Progressiven Muskelentspannung. Sie verknüpft das Bewährte mit dem Modernen.

Diese neue Version zeichnet sich durch verschiedene Vorteile aus:

↘ Sie ist einfach zu erlernen.

↘ Es gibt einen intuitiven Ablauf, der beim Kopf beginnt und über den gesamten Körper bis zu den Füßen führt.

↘ Die Übungen sind im Heimtraining gut erlernbar.

↘ Sie ist im Alltag praktikabel einzusetzen, da die Kurzversion nur etwa 15–20 Minuten dauert.

↘ Dadurch wird eine höhere Motivation für ein regelmäßiges Training erreicht.

Vorbereitung:

Die Übungen der Progressiven Muskelentspannung – reloaded werden am besten im Liegen durchgeführt. Dabei können alle Muskelgruppen im Körper ganz entspannt werden. Die Übungen sind aber natürlich auch im Sitzen und sogar im Stehen durchführbar.

Muskelentspannung: am besten im Liegen

↘ Wählen Sie eine bequeme Unterlage aus; eine Gymnastil ist besonders günstig.

↘ Achten Sie auf eine bequeme Kleidung, lockern Sie eventuell einen Gürtel.

↘ Wenn Sie eine Brille tragen, nehmen Sie diese ab, eventuell Uhr und Schmuck abnehmen.

↘ Wenn Ihnen leicht kalt wird, sollten Sie sich teilweise mit einer Decke zudecken.

↘ Schalten Sie das Licht während der Entspannung auf Dämmerzustand; nicht vollständig abdunkeln, da Sie sonst dazu neigen könnten, einzuschlafen.

↘ Achten Sie auf angenehme Raumtemperatur und Raumluft (evtl. vorher noch kurz lüften).

Wichtige Informationen für das Training:

↘ Atmen Sie während der Übungen ruhig und gleichmäßig weiter. Der Atem sollte nicht angehalten werden. Die einzige Ausnahme ist die Bauchübung: Während des Anspannens im Bauchbereich wird der Atem etwas angehalten.

↘ Spannen Sie die Muskelgruppen nur so fest an, dass die Spannung gut wahrgenommen wird. Zu festes Anspannen ist kontraproduktiv und führt dazu, dass zu viel Spannung entsteht, die dann nicht mehr so einfach gelöst werden kann.

↘ Wenn eine Muskelgruppe angespannt wird, sollten alle anderen Muskelgruppen entspannt bleiben. Das trifft besonders für jene Muskelgruppen zu, die bereits entspannt wurden. Dieser Aspekt des Entspannungstrainings fällt vielen Teilnehmern zunächst schwer und gelingt erst nach einigen Übungseinheiten besser.

Die Praxis der Progressiven Muskelentspannung – reloaded: Schritt für Schritt

1. Zeit nehmen, ungestörten Ort aufsuchen, sich keinen Druck geben

↘ Legen Sie sich ganz bequem auf die Unterlage; achten Sie darauf, dass die Kleidung angenehm ist; lockern Sie eventuell den Gürtel; Sie können auch die Schuhe ausziehen, wenn das für Sie angenehmer ist.

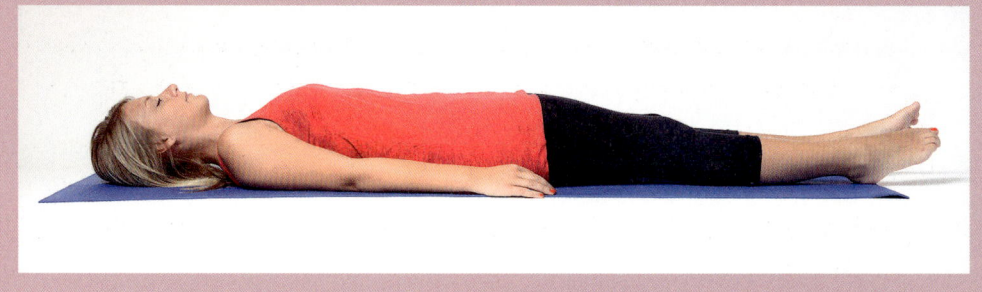

2. Kontakt mit dem Körper aufnehmen

↘ Nehmen Sie sich Zeit für das Entspannungstraining und nehmen Sie dann Kontakt mit dem Körper auf.

3. Kontakt mit dem Atem aufnehmen

↘ Achten Sie auf Ihren Atemrhythmus; wie sich die Bauchdecke beim Einatmen etwas hebt und beim Ausatmen etwas senkt.

↘ Atmen Sie ganz ruhig und gleichmäßig ein und wieder aus und versuchen Sie, diesen entspannten Atemrhythmus während des gesamten Entspannungstrainings beizubehalten.

↘ Mit jedem entspannten Ausatmen kann sich die Entspannung noch etwas weiter vertiefen.

4. Gedanken vom Alltag wie Wolken am Himmel vorbeiziehen lassen

↘ Lenken Sie Ihre gesamte Aufmerksamkeit während der Übungen auf den Körper; achten Sie auf die Veränderungen von Anspannung und Entspannung und wie sich die Entspannung zunehmend ausbreitet.

↘ Falls Gedanken vom Alltag auftreten, lassen Sie diese einfach weiterziehen, so wie kleine Wolken am Himmel.

5. Anspannphase: ca. 5 Sekunden, Entspannphase: ca. 30 Sekunden

↘ Bei den einzelnen Muskelgruppen dauert die Anspannphase ca. 5 Sekunden, die Entspannungsphase ca. 30 Sekunden.

↘ Achten Sie darauf, nur so fest anzuspannen, dass Sie die Spannung gut wahrnehmen können, und lassen Sie bei der Entspannung plötzlich und vollständig wieder los.

6. Stirnmuskulatur: Augenbrauen anspannen – entspannen

↘ Gehen Sie mit der Aufmerksamkeit in den Bereich der Stirnmuskulatur; achten Sie auf den momentanen Spannungszustand.

↘ Spannen Sie dann die Stirn an, indem Sie die Augenbrauen etwas hochziehen. Augenbrauen jetzt hochziehen.

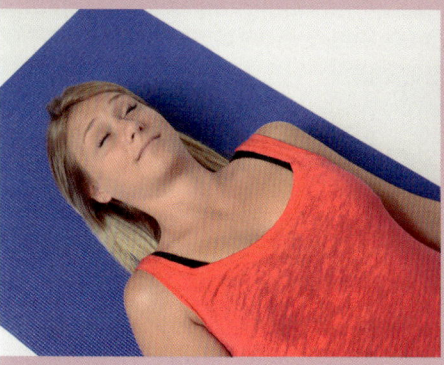

↘ Spannen Sie jetzt an, etwas halten (5 Sekunden) – und wieder loslassen. Lassen Sie ganz plötzlich los – so wie der Pfeil davonflitzt, wenn sich der Bogen entspannt.

↘ Achten Sie jetzt auf den Unterschied von Entspannung und Anspannung; welche Veränderungen können Sie jetzt wahrnehmen?

↘ Lassen Sie die Entspannung noch etwas nachwirken (ca. 30 Sekunden).

7. Obere Gesichtsmuskulatur: Augen und Nase anspannen – entspannen

↘ Während Sie die Stirn ganz entspannt lassen, können Sie mit der Aufmerksamkeit weitergehen in den Bereich der Augen und oberen Gesichtsmuskulatur.

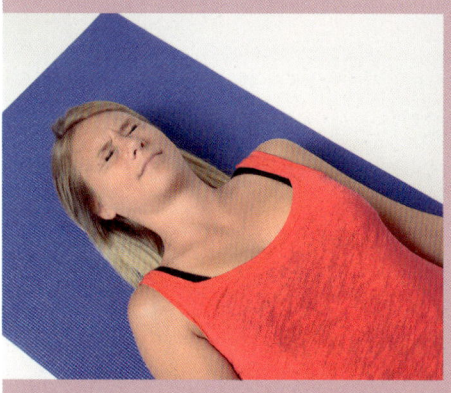

↘ Achten Sie darauf, wie sich die Muskeln jetzt anfühlen.

↘ Spannen Sie dann an, indem Sie die Augen etwas zupressen und die Nase rümpfen.

↘ Augen jetzt zupressen, die Nase rümpfen. Die Spannung spüren (ca. 5 Sekunden) – und wieder loslassen.

↘ Achten Sie auch hier auf den Unterschied von Anspannung und Entspannung.

8. Untere Gesichts- und Kiefermuskulatur: Lippen und Kiefer (Zähne) anspannen – entspannen

↘ Während Sie nun Augen und Stirn ganz entspannt lassen, können Sie mit der Aufmerksamkeit weiter gehen zu Mund und Wangen/Kiefer.

↘ Achten Sie darauf, wie sich Mund und Kiefermuskeln jetzt anfühlen.

↘ Spannen Sie dann an, indem Sie den Mund etwas zusammenpressen und die Zähne etwas zusammenbeißen.

↘ Spannen Sie jetzt an, Mund und Zähne etwas zusammenpressen. Halten Sie die Spannung (ca. 5 Sekunden), dabei ganz ruhig weiteratmen – und wieder loslassen.

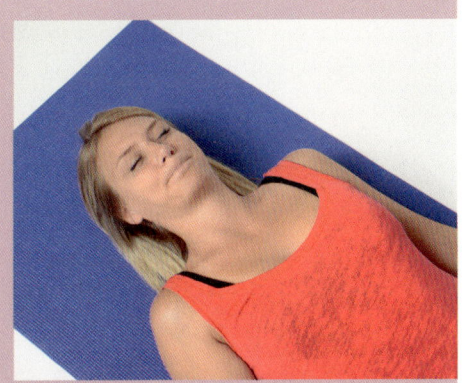

↘ Lassen Sie Mund und Kiefer wieder ganz entspannt werden. Achten Sie auf den Unterschied von Anspannung und Entspannung; und lassen Sie auch die Zunge im Mundraum ganz locker liegen; die Zunge sollte nicht gegen die Zähne oder den Gaumen drücken.

9. Hals-, Nacken-, Schultermuskulatur: Schultern und Nacken anspannen – entspannen

↘ Während Kopf und Gesicht vollkommen entspannt bleiben, gehen Sie mit der Aufmerksamkeit weiter zu Schultern, Hals und Nacken.

↘ Achten Sie darauf, wie sich dieser Bereich anfühlt.

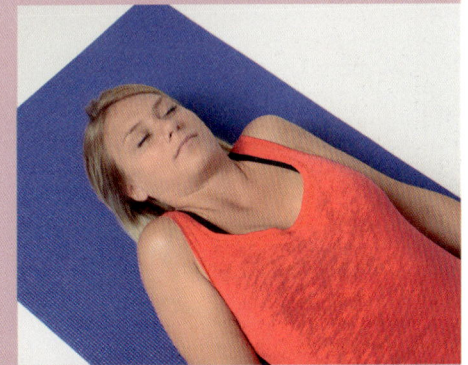

↘ Spannen Sie an, indem Sie die Schultern etwas hochziehen und das Kinn nach unten ziehen.

↘ Spannen Sie jetzt an, Schultern hochziehen, Kopf etwas einziehen. Die Spannung halten (ca. 5 Sekunden), atmen Sie ruhig weiter – und wieder plötzlich loslassen.

↘ Lassen Sie die Schultern ganz locker werden und angenehm auf der Unterlage aufliegen. Achten Sie wieder auf den Unterschied von Anspannung und Entspannung.

10. Oberarme, Unterarme und Hände:
Hände und Arme anspannen – entspannen

↘ Gehen Sie dann mit der Aufmerksamkeit weiter zu den Händen und Armen. Achten Sie hier auf die Muskelspannung und wie die Arme und Hände auf der Unterlage aufliegen.

↘ Spannen Sie an, indem Sie bei beiden Händen Fäuste machen und die Oberarme anspannen (evtl. Arme abwinkeln).

↘ Spannen Sie jetzt an, Fäuste machen, Oberarme fest werden lassen. Halten Sie die Spannung etwas (ca. 5 Sekunden), dabei ruhig weiteratmen – und wieder loslassen.

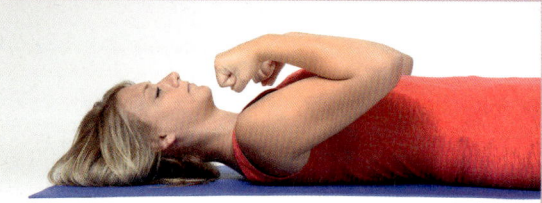

↘ Lassen Sie die Hände und Arme wieder ganz entspannt werden. Achten Sie auf den Unterschied von Anspannung und Entspannung und wie die Arme und Hände jetzt auf der Unterlage aufliegen.

11. Oberen Rücken und Brustkorb anspannen – entspannen

↘ Die Arme bleiben ganz locker liegen. Sie gehen mit der Aufmerksamkeit weiter zum oberen Rücken und zum Brustkorb.

↘ Achten Sie darauf, wie sich oberer Rücken und Brustkorb jetzt anfühlen.

↘ Spannen Sie dann an, indem Sie die Schultern hinter dem Rücken zusammenziehen und gegen die Unterlage drücken und gleichzeitig den Brustkorb dehnen. Achten Sie darauf, dass der Kopf und die Arme auf der Unterlage liegen bleiben.

↘ Spannen Sie jetzt an, Schultern gegen die Unterlage drücken, Brustkorb dehnen. Halten Sie die Spannung etwas (ca. 5 Sekunden), dabei ruhig weiteratmen – und wieder loslassen.

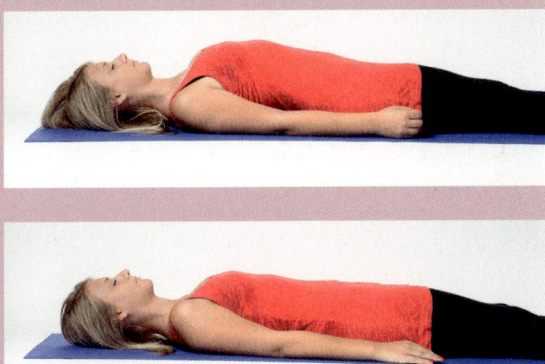

↘ Lassen Sie oberen Rücken und Brustkorb wieder ganz entspannt werden. Achten Sie auf den Unterschied von Anspannung und Entspannung und atmen Sie gleichmäßig weiter.

12. Bauchmuskulatur anspannen – entspannen

↘ Gehen Sie dann mit der Aufmerksamkeit weiter zur Bauchmuskulatur.

↘ Achten Sie darauf, wie sich die Bauchmuskeln jetzt anfühlen; ob der Bauch ganz weich und entspannt ist, die Atmung ruhig und gleichmäßig oder ob Sie Anspannung spüren können, verbunden mit einer gepressten, flachen Atmung.

↘ Spannen Sie die Bauchmuskeln an, indem Sie den Bauch herausstrecken (oder etwas einziehen und fest werden lassen).

↘ Jetzt anspannen. Bauch herausstrecken, die Spannung halten (ca. 5 Sekunden), dabei den Atem etwas anhalten – und wieder loslassen.

↘ Lassen Sie den Bauch wieder vollkommen entspannt werden und achten Sie darauf, wie sich die Bauchdecke im Rhythmus des Atmens hebt und langsam wieder senkt.

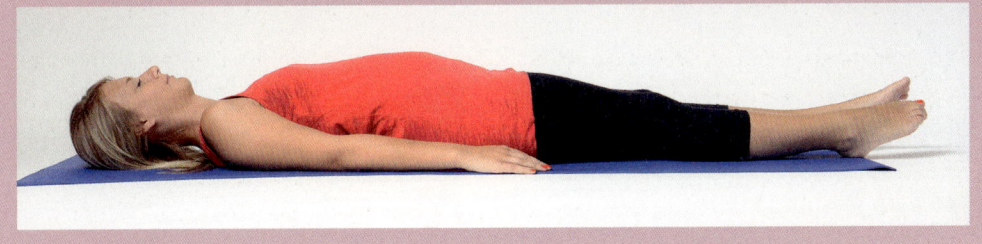

13. Unterer Rücken: Kreuz anspannen – entspannen

↘ Während Sie ganz entspannt weiteratmen, gehen Sie mit der Aufmerksamkeit weiter zum unteren Rücken.

↘ Achten Sie darauf, wie sich das Kreuz momentan anfühlt.

↘ Spannen Sie an, indem Sie das Kreuz auf den Boden drücken und das Becken etwas kippen.

↘ Spannen Sie jetzt den unteren Rücken an, das Kreuz auf den Boden drücken. Halten Sie die Spannung etwas (ca. 5 Sekunden), dabei ruhig weiteratmen – und wieder loslassen.

↘ Der untere Rücken bleibt wieder ganz entspannt und Sie können auf den Unterschied von Anspannung und Entspannung achten.

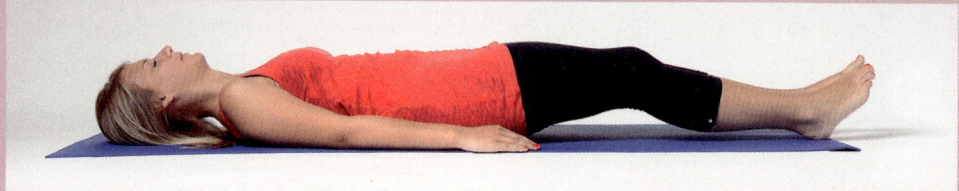

14. Gesäß und Beckenboden: Gesäßbacken und Beckenbodenmuskulatur anspannen – entspannen

↘ Gehen Sie dann weiter zur Gesäß- und Beckenbodenmuskulatur.

↘ Spannen Sie die Gesäßmuskeln und den Beckenboden an, indem Sie die Gesäßbacken zusammenpressen und den Beckenboden anspannen.

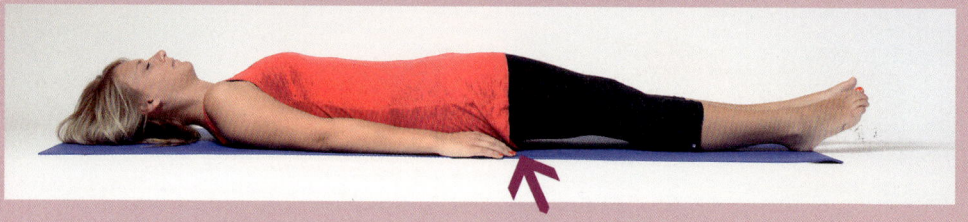

↘ Spannen Sie jetzt an. Die Spannung halten (ca. 5 Sekunden) – und wieder loslassen.

↘ Die Gesäßmuskeln und der Beckenboden werden wieder ganz entspannt. Lassen Sie die Entspannung nachwirken.

15. Beine und Füße anspannen – entspannen

↘ Zum Abschluss kommen Sie jetzt zu den Füßen und Beinen.

↘ Achten Sie darauf, wie sich die Muskeln in den Füßen und Beinen anfühlen und wie diese auf der Unterlage aufliegen.

↘ Spannen Sie dann an, indem Sie die Zehnspitzen Richtung Kopf ziehen und Ober- und Unterschenkel fest werden lassen.

↘ Spannen Sie jetzt an, Zehenspitzen Richtung Kopf, Beine etwas anheben. Die Spannung halten (ca. 5 Sekunden), ganz ruhig weiteratmen – und wieder loslassen.

↘ Lassen Sie die Beine und Füße wieder ganz entspannt auf der Unterlage aufliegen und achten Sie auf den Unterschied von Anspannung und Entspannung.

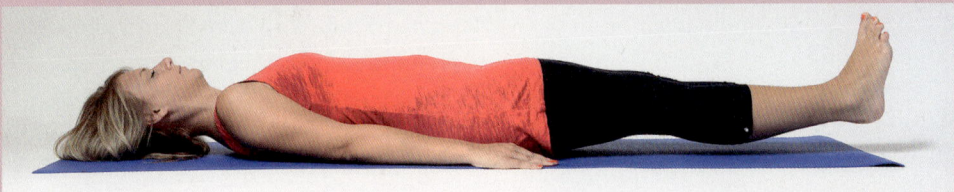

16. Die Entspannung breitet sich auf den gesamten Körper aus

↘ Sie können jetzt die Entspannung noch etwas nachwirken lassen. Gehen Sie die verschiedenen Körperbereiche noch einmal durch, achten Sie auf die Entspan-

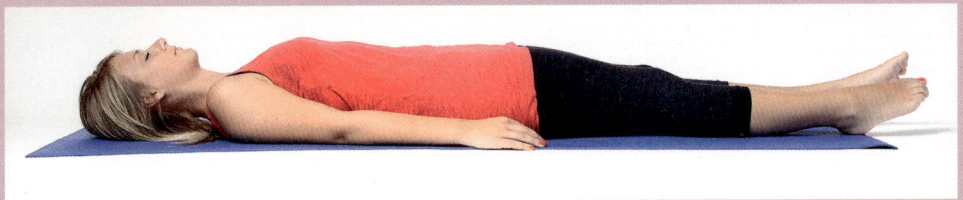

nung in den verschiedenen Muskelgruppen und atmen Sie ganz ruhig und gleichmäßig weiter.

17. Aus der Entspannung aussteigen

↘ Sie können dann auch wieder aus der Entspannung aussteigen.

↘ Lassen Sie sich dabei etwas Zeit; atmen Sie ein paar Mal tief ein und wieder aus, um den Körper wieder zu aktivieren; bewegen Sie die Hände, Arme und Beine; etwas durchschütteln oder strecken.

↘ Und machen Sie dann langsam die Augen wieder auf, um wieder ganz zurückzukommen in das Hier und Jetzt.

Entspannte Muskeln im Alltag

So wie Sie auf die Bauchatmung im Alltag achten können, ist es auch sinnvoll, die Muskelentspannung in den Alltag zu integrieren. Machen Sie sich bei verschiedenen Tätigkeiten – im Büro und zu Hause – einfach Ihre momentane Muskelspannung bewusst. Sind die Schultern angespannt, obwohl Sie bequem sitzen? Runzeln Sie die Stirn, wenn Sie sich auf etwas konzentrieren? Wenn Ihnen dies auffällt, dann sind Sie bereits auf einem guten Weg zu einer verbesserten Körperwahrnehmung. Und Sie können dies gleich nutzen, um die Muskeln loszulassen. Dadurch vermeiden Sie in Zukunft „Luxusverspannungen" – das sind Verspannungen, die gar nicht notwendig wären, sich aber im Laufe der Zeit eingeschlichen haben. Sie werden den Unterschied bereits nach wenigen Wochen feststellen. Sie bleiben in Ihrer Körperhaltung ruhiger und entspannter und steigern dadurch Wohlbefinden und Gelassenheit.

Autogenes Training (Kurzform)

Das Autogene Training ist neben der Progressiven Muskelentspannung einer der großen Klassiker der „westlichen" Entspannung. Sie lernen in diesem Buch die Kurzform des Autogenen Trainings kennen, die sich in der Praxis bewährt hat, da sie gegenüber der Langform einfacher zu erlernen ist und dennoch eine sehr gute Wirkung entfaltet.

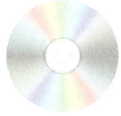

Track 3

Grundlagen

Das Autogene Training zeichnet sich durch eine „konzentrative Selbstentspannung" aus, bei der durch bestimmte Suggestionen – auch Leitsätze oder Formeln genannt – Einfluss auf den Körper genommen wird. Durch die Suggestionen ist das Autogene Training eine Form der Selbsthypnose. „Autogen" ist von den griechischen Wörtern „autos" und „genos" abgeleitet und bedeutet Selbst-Übung oder selbstinduzierte Therapie. Johannes Heinrich Schultz, der Begründer des Autogenen Trainings, betont damit die Förderung der Eigenverantwortung und des Selbstmanagements.

Das Ziel ist eine „Gesamtumschaltung" des Organismus, bei der eine körperliche und geistige Entspannung erreicht werden soll. Man befindet sich in einer angenehmen Position (z. B. Droschkenkutscherhaltung im Sitzen), lenkt seine Aufmerksamkeit auf den Körper und wiederholt innerlich bestimmte Suggestionen. Diese bewirken nach einiger Übung eine Umschaltung des Körpers von Aktivität auf Erholung.

Die Übungen des Autogenen Trainings sollen nicht nur eine Entspannung bewirken, sondern die Selbstheilungskräfte und das innere Gleichgewicht fördern.

„Selbstentspannung" mit Leitsätzen

Entstehungsgeschichte

Das Autogene Training wurde von Johannes Heinrich Schultz, einem Neurologen, in den 1920er-Jahren in Berlin entwickelt. Schultz interessierte sich zunächst für Hypnose, die in dieser Zeit besonders populär war. Er konnte bei der Hypnose von Patienten beobachten, wie die Arme schwer und auch warm wurden – ein Zeichen der Entspannung der Muskeln (Schwere) und der Verbesserung der Durchblutung (Wärme). Schultz machte es sich in weiterer Folge zum Ziel, diese Möglichkeit der Umschaltung im Körper den Patienten in Form einer Selbsthypnose selbst zugänglich zu machen. Schließlich fasste er 1926 die verschiedenen Übungen unter dem Namen „Autogenes Training" zusammen. Schultz war überzeugt, dass der Mensch über Selbstheilungskräfte verfügt und dass mit geeigneten Methoden das innere Gleichgewicht (Homöostase) hergestellt werden kann. Dabei soll die Wirkung nicht nur auf Beschwerden mit Übererregung angewandt werden, sondern auch Beschwerden mit zu niedriger Aktivierung positiv beeinflusst werden. Ein klassisches Beispiel von Übererregung wäre Bluthochdruck, ein Beispiel von zu geringer Aktivierung ein zu niedriger Blutdruck mit Schwäche und Schwindelgefühlen.

Das Autogene Training umfasst in der klassischen Version fünf Übungen:

Erste Übung: Ruhe und Schwere (Muskelentspannung), Formel: „Ich bin ganz ruhig", „Der rechte Arm ist schwer", „Der linke Arm ist schwer", „Beide Arme sind schwer", „Die Beine sind ganz schwer" und „Alle Glieder sind schwer".

Zweite Übung: Wärme (Dehnung der Blutgefäße), Formel: „Der rechte Arm ist warm", „Der linke Arm ist warm", „Beide Arme sind strömend warm", „Die Beine sind warm" und „Alle Glieder sind strömend warm".

Dritte Übung: Herzregulation, Formel: „Das Herz schlägt ruhig und gleichmäßig."

Vierte Übung: Atmung, Formel: „Die Atmung ist ruhig und gleichmäßig", „Es atmet mich" und „Mit jedem Atemzug werde ich noch ruhiger".

Fünfte Übung: Entspannung des Sonnengeflechts (innere Organe), Formel: „Das Sonnengeflecht ist strömend warm."

Sechste Übung: Stirnkühle, Formel: „Die Stirn ist angenehm kühl."

Die Formeln des Autogenen Trainings werden mehrmals hintereinander innerlich wiederholt. Dabei wird mit dem dominanten Arm begonnen (bei Rechtshändern der rechte Arm, bei Linkshändern der linke Arm). Man bleibt so lange bei dem rechten (linken) Arm, bis dort die Veränderung gut wahrnehmbar ist. Danach wird dieses Gefühl auf den anderen Arm generalisiert. Erst wenn die Ruhe- und Schwereübung gut wahrgenommen wird, geht man weiter zur nächsten Übung.

Die Formeln sind bewusst einfach gewählt. Je einfacher und prägnanter die Formeln, umso leichter wird eine Veränderung im Körper hervorgerufen.

Während des Trainings wird eine „passive Konzentration" auf den Körper angestrebt. Das bedeutet,

↘ *Entspannung mit Hintergrundmusik oder ohne?*

Ursprünglich wurden die Übungen des Autogenen Trainings ohne Musikbegleitung durchgeführt. Das hatte zwei Gründe: einerseits sollten die Teilnehmer nur durch die eigenen Suggestionen, ohne Unterstützung von außen, die „konzentrative Selbstentspannung" lernen. Der zweite Grund ist viel trivialer: in den 1920er-Jahren gab es weder CDs noch Musikkassetten. Auch wenn das Grammophon bereits 1880 erfunden worden war, so waren Schallplattenspieler zu dieser Zeit noch nicht weit verbreitet.

Im Laufe der Zeit hat sich die Grundhaltung etwas geändert. Mittlerweile wird kaum ein Trainingskurs zum Autogenen Training angeboten, der ohne Entspannungsmusik durchgeführt wird. Heute ist man diesbezüglich wesentlich pragmatischer: Was der Entspannung hilft, ist erlaubt.

Dennoch ist es empfehlenswert, dass Sie sich immer wieder vor Augen halten, dass es Ihre Fähigkeiten sind, die zur Entspannung und zum inneren Gleichgewicht führen. Positive Einflüsse von außen – eine beruhigende Musik oder die angenehme Stimme eines Sprechers – können den Lernprozess lediglich unterstützen und fördern. Die eigentliche Wirkung liegt in Ihnen selbst.

dass Sie Ihre Aufmerksamkeit auf den Körper und die formelhaften Vorsätze lenken und die Entspannung im Körper geschehen lassen. Das sollte ohne Anstrengung vor sich gehen. Je mehr Sie die Entspannung erzwingen wollen, umso angespannter wird der Körper. Eine aufmerksame und entspannte Grundhaltung erleichtert die Entspannung.

Anwendungsbereiche

Das Autogene Training wirkt vor allem auf das vegetative Nervensystem. Hier sind besonders gute Wirkungen auf das Herz-Kreislauf-System, das Magen-Darm-System, die Durchblutung, die Atmung und auch auf das Hormonsystem zu nennen.

Die wichtigsten Einsatzgebiete:

↘ Stressbeschwerden

↘ innere Unruhe, Angst, Nervosität

↘ Herz-Kreislauf-Beschwerden (Bluthochdruck, Herzbeschwerden etc.)

↘ Magen-Darm-Beschwerden

↘ Schlafbeschwerden

↘ Immunsystem

↘ Schmerzen der inneren Organe

↘ somatoforme Störungen des vegetativen Nervensystems

↘ etc.

Durchführung

In diesem Kapitel wird die Kurzform des Autogenen Trainings vorgestellt. Diese hat den Vorteil, dass die Übungen deutlich einfacher sind und rascher erlernt werden als bei der klassischen Variante. Die Übungen von Schwere, Wärme und Atmung sind innerhalb von wenigen Übungseinheiten gut umsetzbar. Die weiteren Übungen der klassischen Variante – Herz, Sonnengeflecht und Stirnkühle – sind meist erst nach mehreren Wochen bzw. Monaten erlernbar. Außerdem sind bereits nach den drei Kurzübungen deutliche Besserungen des Wohlbefindens zu verzeichnen. Somit sind Sie mit der Kurzform des Autogenen Trainings für den Alltag gut gerüstet.

Die Kurzform des Autogenen Trainings ist rasch erlernbar.

Vorbereitung:
Die Übungen des Autogenen Trainings werden typischerweise im Sitzen durchgeführt. Setzen Sie sich ganz bequem auf einen Sessel, den Rücken angelehnt und die Arme auf den Oberschenkeln aufliegend. Die Hände sollten dabei etwas nach innen zeigen und locker aufliegen. So, als wären Sie ein Droschkenkutscher – in Wien Fiaker genannt –, der die Zügel der Pferde locker in Händen hält. Sie können den Kopf etwas nach vorne sinken lassen. Mit zunehmender Entspannung sinkt der Kopf immer weiter auf den Brustkorb zu. Der gesamte Oberkörper und Nacken ist dann entspannt. Diese Haltung ist manchmal bei Kutschern zu erkennen, die eine Pause für ein kleines Schläfchen nutzen – heute würde man es auch power-nap nennen. Deshalb auch der Name „Droschkenkutscher-Haltung". Alternativ können Sie auch den Kopf und Rücken an einer Rückenlehne anlehnen, wodurch die Rücken- und Nackenmuskulatur gut entspannt werden kann.
Wenn es für Sie angenehmer ist, können sie die Übungen selbstverständlich auch im Liegen durchführen. Legen Sie sich dabei auf eine angenehme Unterlage, strecken Sie die Beine aus, legen Sie die Arme neben den Körper und geben Sie sich ganz der angenehmen Haltung hin.

Bevor Sie mit den Übungen beginnen, nehmen Sie sich ruhig etwas Zeit, um die verschiedenen Körperpositionen auszuprobieren. Wählen Sie dann jene Position, in der Sie sich am wohlsten fühlen.

Das Autogene Training – Kurzform: Schritt für Schritt

Die Übungen zu Ruhe/Schwere, Wärme und Atmung werden nacheinander durchgeführt. Bleiben Sie so lange bei der Ruhe- und Schwere-Übung, bis Sie das Schweregefühl gut wahrnehmen können. Das kann bereits in der ersten Übungseinheit sein oder erst nach mehreren Tagen. Erst wenn Sie die Schwere gut spüren können, gehen Sie weiter zur Wärme-Übung und dann zur Atem-Übung. Die Übungen von Schritt 1 (Ruhe und Schwere) werden auch bei Schritt 2 (Wärme) wiederholt. Beim dritten Schritt (Atmung) werden auch die beiden vorangegangenen Übungen (Ruhe und Schwere, Wärme) wiederholt. Im Vollstadium werden somit alle drei Übungen hintereinander durchgeführt.

Dass Sie sich zunächst nur auf eine bestimmte Körperregion konzentrieren, hat den Vorteil, dass durch diese gezielte Aufmerksamkeitslenkung eine entsprechende Reaktion viel leichter hervorgerufen wird als bei einer breiten Aufmerksamkeit auf den gesamten Körper. Die Übungen dauern im ersten Schritt ca. 3–5 Minuten und werden mit jedem Schritt umfangreicher und länger. Das vollständige Training dauert ca. 10–15 Minuten.

Erste Übung: Ruhe und Schwere

I. Zeit nehmen, eine angenehme Position einnehmen

↘ Nehmen Sie sich Zeit für die Entspannung. Wählen Sie jene Körperposition, in der Sie sich am wohlsten fühlen, im Sitzen oder im Liegen.

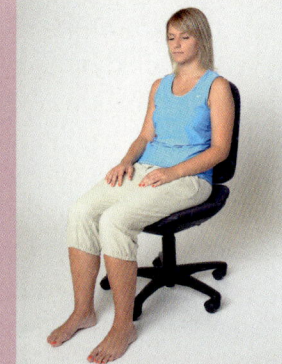

2. Grundhaltung: passive Konzentration

↘ Während der Übungen ist es wichtig, dass Sie sich vollständig auf die jeweiligen Körperbereiche konzentrieren. Wiederholen Sie die Formeln innerlich mehrmals hintereinander. Einfach ruhig und langsam wiederholen. Geben Sie sich keinen Druck, sondern lassen Sie die Reaktionen des Körpers einfach geschehen.

↘ Sie bleiben so lange beim ersten Übungsabschnitt, bis Sie die Veränderungen im Körper gut wahrnehmen können. Erst dann gehen Sie zur nächsten Übung weiter. Dieses Prinzip gilt für alle Übungen.

3. Ruhe- und Schwere-Übung

↘ „Ich bin ganz ruhig. Mein rechter (linker) Arm ist ganz schwer." Achten Sie intensiv auf den rechten Arm. Wiederholen Sie die Formeln mehrmals hintereinander (ca. 6 Mal) und achten Sie auf kleine Veränderungen im rechten Arm. Sie können nichts erzwingen, sondern lassen es einfach geschehen.

↘ Nehmen Sie sich für die Ruheformel ca. I Minute Zeit und danach für die Schwere-Übung ca. 2–3 Minuten.

↘ Die Entwicklung der Schwere im rechten (linken) Arm tritt häufig bereits in der ersten Übungseinheit auf, manchmal erst nach einigen Übungen. Geben Sie sich die Zeit, die Sie benötigen. Durch wiederholtes Üben werden Sie die Veränderungen immer besser steuern können.

4. Schwere in beiden Armen und Beinen

↘ Wenn Sie die Schwere im rechten (linken) Arm gut spüren können, gehen Sie mit der Aufmerksamkeit in den anderen Arm. Wiederholen Sie die Formel auch hier. „Mein linker (rechter) Arm ist ganz schwer." Wiederholen Sie die Formel ca. 6 Mal.

↘ „Beide Arme sind ganz schwer." „Beide Beine sind ganz schwer."

↘ Wenn Sie die Ruhe- und Schwere im rechten (linken) Arm noch nicht gut wahrnehmen können, dann bleiben Sie bei diesem Arm und schließen Sie die Übung mit dem Zurücknehmen ab.

5. Zurücknehmen

↘ Am Ende dieser Übung (oder nach der Übung mit dem dominanten Arm) steigen Sie wieder aus der Entspannung aus. Beugen und strecken Sie die Arme mehrmals energievoll. Atmen Sie zwei- bis dreimal tief ein und wieder aus. Öffnen Sie dann die Augen wieder, um ganz zurückzukommen in das Hier und Jetzt.

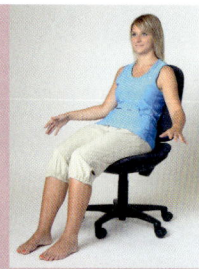

Zweite Übung: Wärme

1. Sie beginnen wieder mit der Ruhe- und Schwere-Übung (s. 1. Schritt)

„Ich bin ganz ruhig, mein rechter (linker) Arm ist ganz schwer. Mein linker (rechter) Arm ist ganz schwer. Beide Arme sind ganz schwer. Die Beine sind ganz schwer." (Die Übungen jeweils mehrfach wiederholen).

2. Wärme-Übung

↘ Nachdem Sie die Schwere in den Armen gut wahrnehmen können, gehen Sie weiter zur Wärme-Übung.

↘ „Mein rechter (linker) Arm ist ganz warm. Strömend warm." Achten Sie wieder auf die Reaktionen im Arm. Wiederholen Sie die Formel mehrmals (ca. 6 Mal).

↘ Wenn der rechte (linke) Arm warm geworden ist, gehen Sie mit der Aufmerksamkeit in den anderen Arm und wiederholen Sie die Formel auch hier. „Mein linker (rechter) Arm ist ganz warm. Strömend warm." (ca. 6 Mal wiederholen)

↘ „Beide Arme sind ganz warm. Strömend warm." (ca. 6 Mal wiederholen).

↘ „Die Beine sind strömend warm." (ca. 6 Mal wiederholen).

3. Zurücknehmen

↘ Am Ende dieser Übung steigen Sie wieder aus der Entspannung aus. Das kann nach der Wärmeübung im rechten (linken) Arm sein oder nachdem beide Arme warm sind – je nach Übungsfortschritt. Beugen und strecken Sie die Arme mehrmals energievoll. Atmen Sie zwei bis dreimal tief ein und wieder aus. Öffnen Sie dann die Augen wieder, um ganz zurückzukommen in das Hier und Jetzt.

Dritte Übung: Atem

1. **Sie beginnen wieder mit der Ruhe- und Schwere-Übung, wie im ersten Schritt beschrieben.**

   ↘ „Ich bin ganz ruhig, mein rechter (linker) Arm ist ganz schwer. Mein linker (rechter) Arm ist ganz schwer. Beide Arme sind ganz schwer. Die Beine sind ganz schwer." (Die Übungen jeweils mehrfach wiederholen).

2. **Wärme-Übung, wie im zweiten Schritt beschrieben**

   ↘ „Mein rechter (linker) Arm ist ganz warm. Strömend warm." Achten Sie wieder auf die Reaktionen im Arm. Wiederholen Sie die Formel mehrmals.

   ↘ Wenn der rechte (linke) Arm warm geworden ist, gehen Sie mit der Aufmerksamkeit in den anderen Arm und wiederholen Sie die Formel auch hier. „Mein linker (rechter) Arm ist ganz warm. Strömend warm."

   ↘ „Beide Arme sind ganz warm. Strömend warm. Die Beine sind strömend warm."

3. **Atem-Übung**

   ↘ „Ich atme ganz ruhig und gleichmäßig." Lassen Sie die Atmung ruhig und gleichmäßig werden. Einfach in einem angenehmen Rhythmus ein- und wieder ausatmen. Lenken Sie den Atem dabei in den Bauch. Bei jedem Einatmen hebt sich der Bauch etwas, bei jedem Ausatmen geht der Bauch wieder zurück. Geben Sie sich Zeit, damit der Körper seinen idealen Atemrhythmus findet. „Es atmet mich." Wiederholen Sie diese Übung mehrmals.

4. **Zurücknehmen**

   ↘ Am Ende der Entspannungsübungen steigen Sie wieder aus der Entspannung aus. Beugen und strecken Sie die Arme mehrmals energievoll. Atmen Sie zwei- bis dreimal tief ein und wieder aus. Öffnen Sie dann die Augen wieder, um ganz zurückzukommen in das Hier und Jetzt.

Alle Übungen auf einen Blick:

1. **Ruhe- und Schwere-Übung:** „Ich bin ganz ruhig. Mein rechter (linker) Arm ist ganz schwer. Mein linker (rechter) Arm ist ganz schwer. Beide Arme sind schwer. Die Beine sind ganz schwer."

2. **Wärme-Übung:** „Mein rechter (linker) Arm ist ganz warm. Strömend warm. Mein linker (rechter) Arm ist ganz warm. Beide Arme sind ganz warm. Strömend warm. Die Beine sind strömend warm."

3. **Atem-Übung:** „Ich atme ganz ruhig und gleichmäßig. Es atmet mich."

4. **Zurücknehmen:** Arme fest beugen und strecken, tief ein- und wieder ausatmen, Augen öffnen.

Erweiterung auf die klassische Variante

Wenn Sie durch die Kurzform des Autogenen Trainings neugierig geworden sind und auch die weiteren Übungen der klassischen Variante probieren wollen, so können Sie diese Übungen einfach hinzunehmen. Eine kurze Übersicht über die Langform finden Sie weiter oben in diesem Kapitel. Gehen Sie dabei einfach genauso vor wie bei der Kurzform. Bei diesen Übungen ist im Allgemeinen noch etwas mehr Geduld erforderlich, um eine entsprechende Reaktion des Körpers zu spüren. Es kann auch sein, dass einzelne Übungen leichter fallen und andere weniger Wirkung zeigen. Für den Gesamteffekt der Entspannung ist dies nicht weiter von Bedeutung. Genießen Sie die Wirkung, die Sie erreichen können, und gestehen Sie Ihrem Körper und Geist zu, bestimmte „Vorlieben" zu haben.

Achtsamkeits-Meditation

Die Achtsamkeits-Meditation fällt etwas aus dem Rahmen der üblichen Entspannungstrainings. Geht es doch darum, nichts zu tun. Lediglich eine bestimmte Grundhaltung, eine spezielle Sitzposition und minimale Anweisungen sollen dazu führen, den rastlosen Geist zu beruhigen. Und gerade weil die Anleitungen so gering gehalten werden, ist es die Achtsamkeits-Meditation, die unter allen in diesem Buch vorgestellten Trainings die meiste Übungszeit benötigt. Das sollte Sie jedoch nicht abschrecken, sondern eher neugierig machen, gelingt es doch, mit der Achtsamkeits-Meditation bestimmte mentale Prozesse zu fördern, die mit den anderen Trainings kaum erreichbar sind.

„Achtsam zu sein bedeutet, wach zu sein."
(Jon Kabat-Zinn)

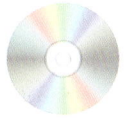

Track 4

Grundlagen

Die Achtsamkeits-Meditation ist eine spezielle Form der Meditation. Meditation hat das Ziel, durch bestimmte Aufmerksamkeits- und Konzentrationsübungen den Geist zu beruhigen, die Gedanken zu sammeln und bewusster zu leben. Die Übungen waren ursprünglich Teil religiöser und philosophischer Praktiken. Muss man sich aber gleich einer bestimmten Religion oder Weltanschauung verpflichten, wenn man Achtsamkeits-Meditation ausüben will? Die Antwort lautet: Nein. Meditationsübungen haben sich zwar aus verschiedenen Religionen entwickelt, stehen aber heutzutage für sich allein. Meditation hat sich besonders zur Förderung eines klaren Geistes, der Selbstregulation und Selbsterkenntnis bewährt. Genau das kommt uns in unserer Stress-Gesellschaft zugute. Sich Zeit nehmen, auf sich selbst konzentrieren, eigene Bedürfnisse wahrnehmen und das innere Gleichgewicht fördern.

Bis vor einiger Zeit und zum Teil auch heute noch löst das Wort „Meditation" bei manchen Menschen Unverständnis oder Misstrauen aus. Meditation wird oft mit Mystizismus, Esoterik oder Ho-

Konzentration und Bewusstsein trainieren – eigene Bedürfnisse wahrnehmen

kus-Pokus verbunden. Dabei ist Meditation einfach eine Form der Aufmerksamkeits-Fokussierung. Da jeder Mensch zu bestimmten Zeiten konzentriert ist, findet „Mini-Meditation" im Alltag häufiger statt, als wir es vielleicht glauben.

Achtsamkeit beschreibt einen Zustand vollkommener Wachheit und Bewusstheit des aktuellen Augenblickes. Dabei ist Achtsamkeit nicht mit Entspannung gleichzusetzen. Die klassischen Entspannungstrainings geben genaue Übungen vor, mit deren Hilfe eine Entspannung und Beruhigung von Körper und Geist angestrebt wird. Beim Atemtraining ist es eine vertiefte Bauchatmung, bei der Progressiven Muskelentspannung der Wechsel von Anspannung und Entspannung, beim Autogenen Training präzise Suggestionen, bei der Imagination bestimmte Vorstellungen. Achtsamkeit hingegen ist eine mentale Grundhaltung. Es geht darum, im Hier und Jetzt zu sein, ohne Gedanken an die Vergangenheit oder an die Zukunft. Nichts tun zu müssen, nichts zu wollen. Einfach geschehen zu lassen, was sich ereignet, ohne zu bewerten. Den Moment bewusst zu erleben, ohne etwas zu verändern, ohne etwas anzustreben. Damit kann Achtsamkeit eine Grundhaltung im täglichen Leben werden, bei allen Tätigkeiten im Alltag. Bei der Arbeit, beim Essen, beim Sport und beim Faulenzen.

„Wenn ich gehe, gehe ich. Wenn ich sitze, sitze ich. Und wenn ich esse, esse ich." (aus dem Zen-Buddhismus)

Experiment

ein Experiment zur Achtsamkeit

Setzen Sie sich ganz bequem auf einen Sessel. Rutschen Sie mit dem Gesäß etwas nach vorne, sodass der Rücken frei bleibt und nicht angelehnt ist. Nehmen Sie eine aufrechte Haltung ein. Achten Sie dann auf den Atem. Atmen Sie ganz bewusst ein und wieder aus. Spüren Sie dem Atem nach – wie die Luft beim Einatmen in die Nase (oder den Mund) strömt, weiter in die Luftröhre bis zur Lunge. Wie sich dabei die Lunge füllt, das Zwerchfell nach unten drückt und sich der Bauch hebt. Beim Ausatmen machen Sie sich ganz bewusst, wie die Luft wieder aus der Lunge entweicht, wie sich der Bauch entspannt und die Luft wieder über die Luftröhre und die Nase (oder den Mund) aus dem Körper entweicht. Machen

Sie sich Ihre Atemzüge ganz bewusst und achten Sie nur auf die Atmung und die dadurch ausgelösten Empfindungen im Körper. So weit, so gut.

Zählen Sie jetzt bei den Atemzügen leise mit. Beim Einatmen „eins" und beim Ausatmen „zwei". Beim nächsten Einatmen „drei" und so weiter. Das Zählen soll dabei nur im Hintergrund stattfinden. Das Bewusstsein soll weiterhin hauptsächlich auf die Atmung fokussiert sein.

Zählen Sie jetzt bei den Atemzügen mit und achten Sie darauf, wie weit Sie zählen können und dabei die Achtsamkeit vollkommen auf die Atmung zentrieren. Sobald ein anderer Gedanke auftaucht (z. B. was Sie danach vorhaben, was sie vorher getan haben etc.), fangen Sie wieder von vorne an. Sie werden feststellen, dass es gar nicht so einfach ist, die Aufmerksamkeit vollkommen auf die Atmung zu lenken. Unser Geist ist im Allgemeinen rastlos und produziert laufend Gedanken, die nicht mit dem Hier und Jetzt verknüpft sind. Bei diesem Experiment gelingt es somit den wenigsten, zu Beginn bis 5 oder 8 zu zählen und tatsächlich vollkommen achtsam zu bleiben.

Je mehr Sie Achtsamkeit üben, umso leichter wird es Ihnen fallen, die Kraft der Achtsamkeit weiter zu entwickeln und für sich wirken zu lassen.

Besonders wichtig bei der Achtsamkeit ist der Aspekt des „Nichts-tuns". Es geht nicht darum, bei der Achtsamkeit einen besonderen Erfolg zu erreichen, einem Ziel hinterherzujagen oder etwas besser zu machen. Es geht einfach um den Moment, das Zulassen des Hier und Jetzt. Und gerade das macht es für uns so schwer, uns darauf einzulassen. Ist doch unser Leben häufig genau das Gegenteil davon.

Achtsamkeit durch Nichts-tun

Die Idee der Achtsamkeit ist es, eine Insel des „Seins" in einer Welt des „Tuns" zu entwickeln, wie es Jon Kabat-Zinn, Gründer der Stress-Reduction Clinic und des Center for Mindfulness in Medicine, Health Care and Society an der Universität in Massachusetts, so treffend formuliert.

Der Autopilot-Modus – Das Leben zieht vorbei

nicht bei der Sache sein

Durch Achtsamkeit bzw. Achtsamkeits-Meditation erreichen wir einen Zustand von Wachheit und bewusstem Leben. Dieser Zustand ist für viele Menschen eine Seltenheit geworden. Sie sind viel zu sehr mit der Vergangenheit oder der Zukunft beschäftigt bzw. was (anders) sein könnte. Dadurch befinden sich viele in einer Art „Autopilot". Sie sind in einem „Trance-Zustand".

Sie kennen das vielleicht vom Autofahren. Man ist so in Gedanken vertieft, dass man beinahe eine Abfahrt verpasst oder gar nicht weiß, wie weit man bereits gefahren ist. Dieser Autopilot-Zustand ist manchmal eine praktische Sache. Zu viel davon führt jedoch zu einem Leben, das weniger gelebt wird, sondern mehr an uns vorbeizieht. Und je geschäftiger wir sind, umso rascher zieht das Leben an uns vorbei. Die Geschäftigkeit bezieht sich nicht nur auf unsere Aktivitäten, sondern auch auf unser Innenleben. Unsere Gedanken halten uns mitunter mehr auf Trab als unsere Aktivitäten. Tag um Tag, Woche um Woche, Jahr um Jahr vergeht und viele fragen sich, wie es sein kann, dass die Zeit so rast. Dabei wird uns nicht bewusst, dass wir selbst den Schlüssel zur Lösung in unseren Händen halten.

Achtsam im Alltag sein bedeutet, nicht nur jeden Moment intensiv zu erleben. Es bedeutet auch, dass wir durch dieses bewusste Erleben jedes Augenblicks mehr Zeit-Qualität erreichen. Subjektiv haben wir dadurch mehr Zeit zur Verfügung. Indem wir achtsam sind, sind wir wacher. Oder anders ausgedrückt verhilft uns die Achtsamkeit dazu, bei uns selbst anzukommen – „zu Hause zu sein".

Warum ist es ungünstig, im Autopilot-Modus zu sein?
Durch die Geschäftigkeit verlieren wir den Kontakt zu uns, zu unseren Mitmenschen und unserer Umwelt. Es ist nicht nur ein Verlust an Lebenszeit, sondern auch ein Risiko, die eigenen Bedürf-

nisse zu vernachlässigen. Wenn Sie sich Ihrer selbst nicht bewusst sind, dann laufen Sie Gefahr, sich zu überfordern oder zu unterfordern. Es kann dann rasch passieren, dass Sie einen Lebensweg gehen, der Ihnen nicht oder nicht mehr entspricht.

Für die Aufrechterhaltung des natürlichen Gleichgewichtes im Körper und der Psyche ist es wichtig, dass wir erkennen, was in uns vorgeht – in unserem Körper, den Gedanken und den Gefühlen. Nur dann können wir darauf reagieren und das tun, was für uns in dem Moment richtig ist.

Achtsamkeit: Erkennen, was in uns vorgeht

Entstehungsgeschichte

Das Wort „Meditation" kommt aus dem Lateinischen „meditatio" und bedeutet Nachdenken, Nachsinnen und Überlegen. Verwandt ist es mit dem lateinischen Wort „mederi", das Heilen bedeutet. Damit wird auch die Verbindung der Meditations-Praxis zur Heilung des Geistes und Körpers deutlich.

Meditative Praktiken sind Teil vieler Kulturen und Religionen und damit so alt, wie diese selbst. Die Wurzeln gehen ca. auf das Jahr 2000 v. Chr. zurück. Im Buddhismus, Hinduismus und Taoismus werden Meditationsübungen als Weg zur inneren Erleuchtung praktiziert. Aber auch im Christentum, Judentum und Islam wird Meditation als spirituelle Praxis eingesetzt. Man denke in diesem Zusammenhang nur an das Gebet oder das spirituelle Fasten.

Meditationsformen können sehr unterschiedlich sein. Es werden konzentrative von nicht-konzentrativen Übungen unterschieden. Konzentrative Meditation lenkt den Fokus auf ein bestimmtes Thema, das sich nicht ändert, wie zum Beispiel ein Wort, das laufend wiederholt wird. Man spricht dabei auch von einem Mantra. Das bekannteste Mantra stammt aus dem tibetischen Buddhismus: om mani padme hum. Damit wird die grundlegende Haltung des Mitgefühls ausgedrückt.

Die nicht-konzentrative Meditation erweitert die Aufmerksamkeit auf alles, was im Moment wahrnehmbar ist.

Eine andere Unterscheidung wird nach einzelnen Techniken getroffen:
↘ Stille- oder Ruhemeditation
↘ Achtsamkeits-Meditation
↘ Konzentrationsmeditation
↘ Transzendentale Meditation
↘ Aktive Meditation (Yoga, Geh-Meditation, Tanzmeditation etc.)

Die Achtsamkeits-Meditation hat im Westen am meisten Verbreitung gewonnen. Jon Kabat-Zinn, der die Stress-Reduction Clinic im Jahr 1979 gründete und emeritierter Professor an der University of Massachusetts Medical School ist, hat das achtsamkeitsbasierte Stressreduktions-Training (MBSR mindfulness based stress reduction) entwickelt. Dieses wird mittlerweile weltweit eingesetzt. Kabat-Zinn hat darüber hinaus zahlreiche Bücher zu dem Thema verfasst, die in über 30 Sprachen übersetzt wurden. Die Achtsamkeits-Übungen des MBSR-Trainings werden sowohl in Ruhe im Sitzen als auch bei Bewegungen eingesetzt. Das Ziel ist eine achtsame Grundhaltung im täglichen Leben.
Das MBSR-Training wurde auch wissenschaftlich untersucht und dessen Wirkung bei verschiedensten Beschwerden bestätigt.

Anwendungsbereiche

Die Achtsamkeits-Meditation hat eine besondere Wirkung auf den Geist. Durch die Übungen sollen die Gedanken beruhigt werden, der Geist offener, die Achtsamkeit breiter. Die Wirkung von Achtsamkeits-Meditation ist deshalb besonders bei jenen Beschwerden vorhanden, die mit einem unruhigen Geist, Grübeln, Gedankenjagen etc. verbunden sind.

Die wichtigsten Einsatzgebiete:

↘ Stress und Stressbeschwerden

↘ Burn-out

↘ gedankliche Unruhe

↘ Depression

↘ Schlafbeschwerden (die mit zu viel mentaler Aktivität
verbunden sind)

↘ Immunsystem

↘ Gesundheitsförderung und Wohlbefinden

↘ etc.

Durchführung

Verschiedene *Grundhaltungen* helfen Ihnen dabei, die Achtsamkeits-Meditation zu praktizieren. Diese Grundhalten sind angelehnt an Jon Kabat-Zinn (2009).

1. Nicht beurteilen
In unserem Gedankenstrom bewerten und beurteilen wir ständig
unsere Gedanken, Gefühle und Handlungen. Wir sind dadurch
mehr mit dem Denken als mit dem Wahrnehmen beschäftigt. Wir
machen uns mehr Gedanken über die Welt und das Leben und
versäumen dadurch, einfach zu leben. Durch die Übungen der
Achtsamkeit wird vielen erst bewusst, wie sehr wir in dem Bewer-
tungsprozess gefangen sind. Wir bewerten nach gut und schlecht,
vergleichen mit anderen Menschen und zerbrechen uns den Kopf
über Dinge, die oft genug gar nicht so wichtig sind.
Dieses automatische Beurteilen und Kategorisieren führt zu automatischen Gefühlen und Handlungen, die oftmals nicht gut für uns

**wahrnehmen statt
bewerten**

sind. Besonders Stress führt so zu ungünstigen Verhaltensweisen wie Hektik, Schlafmangel, ungesundem Essen oder Bewegungsmangel. Dadurch entsteht ein Teufelskreis.

Der erste wichtige Schritt besteht darin, die automatischen Bewertungen wahrzunehmen, diese jedoch nicht als schlecht anzusehen. Es ist wichtig, dass wir sie loslassen und zurück zur Achtsamkeit kommen.

Die Achtsamkeits-Meditation ist ein Weg aus den automatischen Verhaltensweisen auszusteigen. Nach dem Ausstieg aus der Routine können Sie dann überlegen, welche anderen Verhaltensweisen für Sie förderlicher sind.

2. Geduld

„Geduld ist eine Form der Weisheit." (Kabat-Zinn)

Manchmal brauchen Dinge Zeit, um sich zu entwickeln. Genau dies trifft auch für die Achtsamkeits-Meditation zu. Sie können Achtsamkeit nicht erzwingen oder den Prozess dorthin abkürzen. Erinnern Sie sich: das oberste Gebot ist „Nichts-Tun". Erst dadurch wird das Ziel erreicht. So paradox es klingt, so gut funktioniert es auch.

Im Zen-Buddhismus heißt es: „Um die Wellen auf einem See zu beruhigen, ist es nicht sinnvoll, auf das Wasser zu schlagen." Weshalb sollten wir uns beeilen, woanders hin zu kommen? Bleiben Sie in der Realität, im Hier und Jetzt, und die Kraft des Augenblicks wird sich entfalten. Jeder Augenblick gehört zu Ihrem Leben und jeder Teil Ihres Lebens ist wertvoll.

Geduld zu praktizieren lehrt uns, dass wir nicht jeden Moment mit Aktivität oder Denken füllen müssen, um ein „erfülltes" Leben zu haben. Gerade das Gegenteil ist wahr – das Leben wird reichhaltiger, wenn wir uns auf jeden Moment konzentrieren und Achtsamkeit im Alltag leben.

3. Den Zauber des Neuen bewahren

Neuen Erlebnissen wohnt ein besonderer Zauber inne. Beobachten Sie Kinder, wie sie an die Welt herangehen – als Forscher und

Pioniere. Jede Blume am Straßenrand ist ein Abenteuer. Hinter jeder Ecke offenbart sich eine neue Welt. Wann haben Sie zuletzt so richtig gestaunt? Wann waren Sie voller Vorfreude und Neugier, was sich hinter der nächsten Ecke verbirgt? Wenn wir diese Fähigkeit, die Kindern ganz natürlich innewohnt, wieder reaktivieren, dann tauchen wir wieder in die Welt des Staunens ein.

Auch bei der Achtsamkeits-Meditation gibt es diesen Zauber des Neuen. Damit dieser nach Tagen und Wochen nicht abstumpft, ist es wichtig, sich das Besondere jedes Augenblicks immer wieder bewusst zu machen. Dann bleibt der Zauber der Meditation bestehen. Und es können sich neue Erlebnisse entfalten, auch oder besonders nach vielmaligem Durchführen der gleichen Übungen. Sie werden feststellen, dass kein Moment dem anderen gleicht. Jeder Moment ist einzigartig und kann sich durch die Achtsamkeit entfalten.

Im Alltag können Sie gewohnte Aktivitäten neu erleben. Einfach indem Sie sich die Tätigkeit ganz bewusst machen. Beim Essen, beim Zähneputzen, auf dem Weg zur Arbeit oder beim Sport. Sie können auch Ihre Mitmenschen mit anderen Augen sehen. Achten Sie genau auf das Äußere, die Sprache, die Art wie sich die anderen bewegen. Und Sie werden staunen.

4. Vertrauen und Selbstkompetenz

Ein integraler Bestandteil der Meditation ist die Entwicklung von Vertrauen in sich selbst. Durch die Übungen der Achtsamkeits-Meditation, ebenso wie durch andere Selbstmanagement-Verfahren und Entspannungsübungen, entwickeln Sie ein zunehmend stärkeres Gefühl der Selbstkompetenz und Selbstkontrolle. Sie übernehmen Verantwortung für sich, Ihre Gesundheit und Ihre Persönlichkeitsentwicklung. Sie werden feststellen, dass bereits durch die Entscheidung, dieses Buch zu lesen und die Übungen zu probieren, sich etwas verändert. Sie bekommen einen neuen Zugang zu Ihrem Leben, nehmen Ihr Schicksal selbst in die Hand und können dadurch Ihre Geschicke lenken.

das Schicksal selbst in die Hand nehmen

5. Nicht-Streben

Nichts erzwingen wollen

Im täglichen Leben ist fast alles mit einem Ziel oder einem Zweck verbunden. Meditation unterscheidet sich von diesen Alltagszuständen, geht es doch darum, einfach zu sein, wahrzunehmen und den Moment geschehen zu lassen. Das einzige Ziel ist, Sie selbst zu sein. Aber Sie *sind* bereits. Somit klingt dies etwas eigenartig oder sogar verrückt. Genau das kann Ihnen helfen, sich von einer anderen Seite zu betrachten und sich selbst besser kennenzulernen.

Wenn Sie nicht streben, dann gibt es während der Meditation kein Ziel und keinen Zweck. Wenn Sie durch die Meditation versuchen zu entspannen, wach zu sein, gesund zu werden oder weniger Beschwerden zu haben, dann gibt es eine Diskrepanz zwischen dem, was jetzt ist und dem, was Sie erreichen wollen. Das führt zu dem Bewusstsein, dass es nicht in Ordnung ist, wie Sie jetzt sind. Diese Einstellung unterminiert das Grundprinzip der Achtsamkeit – sich so anzunehmen, wie man ist. Das Unzufriedensein führt zu Anspannung, zu Unruhe und vielleicht auch zu körperlichen und psychischen Beschwerden.

Man könnte jetzt einwenden, dass es bei den meisten Menschen einen bestimmten Anlass gibt, sich mit Meditation, Entspannung und Stressmanagement zu beschäftigen. Häufig sind diese Anlässe Beschwerden, Symptome und Krankheiten. Nun geht es nicht darum, diese Beschwerden einfach so zu belassen. Das Ziel ist, Selbstmanagement-Strategien zu entwickeln, um das natürliche Gleichgewicht wiederherzustellen. Dabei hat es keinen Sinn, gegen die Beschwerden anzukämpfen. Die Beschwerden sind ein Teil von Ihnen, entstanden durch Verhaltensweisen, einen Lebensstil und angeborene Faktoren. Wie soll man Erfolg haben, wenn man gegen sich selbst kämpft? Die Achtsamkeits-Meditation geht hier einen anderen Weg. Durch das Annehmen der Beschwerden können Sie gezielt Wege zur Förderung des Wohlbefindens erreichen und beschreiten. Durch Loslassen wird das Ziel oft besser erreicht als durch angespanntes (oder verzweifeltes) Bemühen.

Es ist wie bei der Metapher von den Händen, die Wasser halten. Je stärker die Hände zusammengepresst werden, umso rascher fließt das Wasser hindurch. Wenn man die Hände locker, aber doch bestimmt zusammenhält, bleibt das Wasser länger in den Händen.

6. Akzeptanz

Eine akzeptierende Grundhaltung erleichtert den Umgang mit Beschwerden. Wenn man gegen etwas kämpft, das in einem selbst liegt, dann bekommt es immer mehr Energie, wird mächtiger und dadurch umso schwieriger zu verändern. Durch Akzeptanz können Sie sich besser mit den Themen auseinandersetzen, die Sie beschäftigen – und Sie werden Punkte finden, bei denen Sie ansetzen können. Zusätzlich entziehen Sie dem Thema Energie, es wird unbedeutender und Sie bekommen einen besseren Blick darauf. Auch von verschiedenen Seiten. Je umfassender Sie das Thema, das Sie beschäftigt, betrachten können, umso besser werden Sie verschiedene Lösungswege finden.

Die Achtsamkeits-Meditation: Schritt für Schritt

1. Nehmen Sie eine aufrechte, sitzende Position ein. Die klassische Haltung ist am Boden sitzend im Lotussitz, eine Haltung, die für westliche Menschen nur nach einiger Übung ohne Schmerzen möglich ist. Varianten, die für uns besser geeignet sind, sind

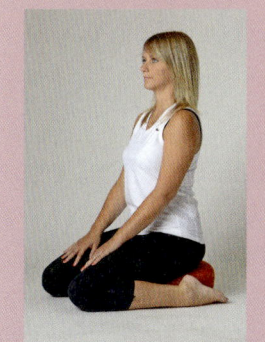 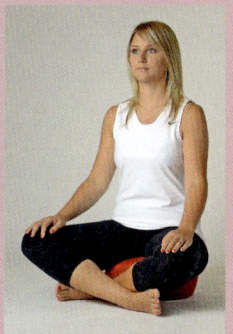

der Schneidersitz oder der Fersensitz. Bei all diesen Haltungen ist ein Sitzkissen empfehlenswert. Alternativ können Sie auch eine Decke fest zusammenrollen. Die Übungen sind auch im Sitzen auf einem Sessel gut umsetzbar. Rutschen Sie dabei etwas nach vorne, sodass der Rücken aufrecht und nicht angelehnt ist. Die Hände können Sie auf

Fersensitz   Schneidersitz

115

die Knie legen oder eine traditionelle Haltung wählen, indem die Handinnenseite zum Himmel zeigt und sich Zeigefinger und Daumen berühren. Der Oberkörper wird dadurch noch weiter geöffnet und die aufrechte Sitzposition gefördert.

2. Achten Sie auf eine aufrechte Haltung. Nehmen Sie sich etwas Zeit, um sich ins Lot zu balancieren. Pendeln Sie dabei etwas nach vorne und wieder zurück, sowie nach links und rechts. Sie werden dann die richtige Balance für sich finden. Die aufrechte Haltung ist wichtig, um wach zu bleiben bzw. wach zu werden. Jon Kabat-Zinn nennt dies „to fall awake" im Gegensatz zu „to fall asleep".

3. Gehen Sie dann mit der Aufmerksamkeit zur Atmung. Atmen Sie ganz bewusst ein, indem Sie die Luft durch die Nase (oder den Mund) einatmen. Spüren Sie der Luft, die Sie einatmen, den ganzen Weg von der Nase bis in die Lunge nach. Achten Sie darauf, wie die Luft von der Nase über die Luftröhre in die Lunge und die Bronchien fließt. Wie sich dabei Nase, Mund, Hals, Brustkorb und Bauch anfühlen. Spüren Sie, wie sich beim vollständigen Einatmen der Bauch und eventuell der Brustkorb hebt.

4. Nachdem Sie vollständig eingeatmet haben, machen Sie eine kurze Atempause und atmen Sie dann wieder vollständig aus. Gehen Sie auch hier wieder mit der Aufmerksamkeit den Weg der Luft mit: von der Lunge über die Atemwege zur Nase. Achten Sie darauf, wie die Luft aus dem Körper streicht, sich das Zwerchfell entspannt, der Bauch wieder zurückgeht und die Luft komplett aus dem Körper weicht.

5. Wiederholen Sie dieses bewusste Ein- und Ausatmen immer wieder. Machen Sie sich alle Empfindungen ganz bewusst.

6. Achten Sie einfach auf das Einatmen und Ausatmen. Sie müssen sonst nichts Besonderes tun. Sie brauchen kein Ziel zu haben. Es gibt kein Gut und kein Schlecht. Es ist vollkommen in Ordnung, wie Sie atmen.

7. Falls während des Atmens Alltagsgedanken auftreten, lassen Sie diese einfach weiterziehen und lenken Sie die Aufmerksamkeit wieder zurück zur Atmung.

8. Falls Sie im Körper verschiedene Empfindungen spüren, wie Schmerz in den Beinen, so atmen Sie einfach durch diesen Schmerz hindurch und lassen diesen wieder abnehmen.

9. Denken ist weder gut noch schlecht. Es ist von Bedeutung, dass Sie sich bewusst machen, dass Sie immer wieder in einen Gedankenstrom verfallen. Sie machen Fortschritte, wenn Sie immer früher erkennen, dass Sie abdriften, und die Aufmerksamkeit wieder auf den Moment zurücklenken. Genau dann, wenn Sie erkennen, dass Sie gedanklich abdriften, sind Sie vollkommen achtsam.

10. Es ist nicht wichtig, wie viel Sie denken, sondern wie viel Raum Sie dem Denken zur Verfügung stellen, während Sie achtsam sind. Je mehr Sie sich im Hier und Jetzt befinden, umso achtsamer sind Sie.

Entspannt und achtsam im Alltag

Praktizieren Sie diese Übungen am besten täglich. Sie benötigen dafür nicht viel Zeit. Bereits 15–20 Minuten am Tag führen dazu, dass sich der meditative und achtsame Zustand vertieft. Auch wenn es das Ziel ist, kein Ziel zu haben, so ist es doch ganz natürlich, sich selbst zu überprüfen, welche Fortschritte man macht. Wenn Sie feststellen, dass der Geist klarer wird, die Gedanken ruhiger und Sie mehr und mehr im Hier und Jetzt sind, dann tauchen Sie in den meditativen Prozess ein. Dabei ist kein definiertes Ziel wichtig, auch nicht der Vergleich mit jemand anderem. Es geht nur um Sie selbst. Der Spruch „Der Weg ist das Ziel" hat bei der Achtsamkeits-Meditation eine besondere Bedeutung. Es muss nichts perfekt sein. Es geht nur darum, es zu tun.

Imagination

Unsere Fantasie kennt in Träumen und Gedanken keine Grenzen. Tatsächlich taucht jeder von uns täglich in eine Fantasiewelt ein – während wir schlafen und träumen. Diese inneren Reisen wirken häufig so intensiv und real, dass es nach dem Aufwachen mitunter schwerfällt, Traum von Wirklichkeit zu unterscheiden. Bei der Imagination – der Gedankenreise – machen wir uns die Kraft der

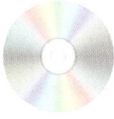

Track 5

inneren Bilder zunutze und erreichen dadurch eine gezielte Beeinflussung von Körper und Geist.

Grundlagen

Jeder Mensch reagiert in bestimmter Weise auf Reize von außen – Bilder, Geräusche oder Empfindungen. Nehmen wir als Beispiel einen schönen Frühlingstag. Sie sitzen am Morgen auf einer Terrasse, sehen, wie die Sonne aufgeht, das Blau des Himmels und die intensiven Farben des Frühlings mit verschiedenen Grünschattierungen und der üppigen Blütenpracht der Bäume und Blumenwiesen. Sie hören das Zwitschern der Vögel, das Summen der Bienen und vielleicht das Plätschern eines Brunnens. Wenn Sie auf Ihre Körperempfindungen achten, können Sie die Wärme der Sonnenstrahlen spüren, eine erfrischende Morgenbrise und eine innere Ruhe. Auf jede dieser Empfindungen reagieren Sie, sowohl körperlich als auch psychisch. Und die meisten Menschen fühlen sich dann zufriedener, glücklicher und etwas mehr im Gleichgewicht. Außer Sie haben eine Pollenallergie, die Ihnen besonders im Frühling zu schaffen macht.

Nun reagieren wir nicht 1:1 auf das, was sich in unserer Außenwelt ereignet, sondern wir machen uns innere Bilder davon. Die Welt, wie wir sie erfahren, ist eine subjektive Konstruktion. Jede Information von außen wird durch einen speziellen Filter wahrgenommen. Dieser Filter ist wie eine Brille, die wir aufsetzen, und kann rosarot gefärbt sein oder grau. Entsprechend bewerten wir die Informationen von außen positiv oder negativ. Dieser Wahrnehmungsfilter wird beeinflusst von unserer aktuellen Stimmung, unseren Gedanken und Erinnerungen. Je positiver die Stimmung und die Gedanken, umso eher werden aktuelle Situationen angenehm empfunden. Denken Sie daran, als Sie zuletzt so richtig verliebt waren. Dieses Gefühl ist so stark, dass sogar ein grauer Regentag positiv empfunden wird. Wenn Sie jedoch Liebeskummer haben, dann wird sogar der schönste Frühlingstag öde und farblos.

Die Kraft der inneren Bilder

Einerseits sind wir empfänglich für die Informationen von außen, andererseits färben wir alle Außenreize durch unseren inneren Filter. Somit sind die inneren Bilder genauso wichtig wie die äußeren Bilder. Wir können durch die inneren Bilder – die Imaginationen – eine subjektive Wirklichkeit herstellen. Wir empfinden nicht nur den wirklich erlebten Frühlingstag angenehm, sondern auch die Vorstellung davon. Wobei wir bei der Vorstellung die Freiheit haben, es perfekt zu machen – und beispielsweise statt einem kleinen Brunnen einen romantischen Bachlauf neben der Terrasse vorbeizuführen, Autogeräusche auszublenden und uns an einen idealen Ort der Kraft zu versetzen.

Entstehungsgeschichte

Der Begriff Imagination kommt aus dem Lateinischen und bedeutet „Bild, Bildnis, Abbild, Traumbild oder Vorstellung". Es wird damit die psychologische Fähigkeit bezeichnet, sich nicht gegenwärtige Situationen oder Orte als Bilder im Geiste vorzustellen. Heilende Rituale mit Imaginationen gehen bereits auf die Frühzeit der Menschheit zurück. Eine Verbindung mit Meditation ist ebenfalls häufig. Bei vielen psychologischen und psychotherapeutischen Therapien stellt die Imagination einen wichtigen Bestandteil dar, wie bei der Hypnose, der Oberstufe des Autogenen Trainings und dem Katathymen Bilderleben.

Bei der Imagination in der Praxis geht es nicht nur um die Vorstellung von Bildern, sondern um das Eintauchen in einen Ort oder eine Situation mit allen fünf Sinnen: mit dem Sehen, Hören, Spüren, Riechen und Tasten. In der Fachsprache wird dies mit VAKOG abgekürzt:

Imagination: unsere „inneren Bilder"

V = visuell (sehen) **O** = olfaktorisch (riechen)

A = auditiv (hören) **G** = gustatorisch (schmecken)

K = kinästhetisch (spüren)

Dabei werden Fernsinne und Nahsinne unterschieden. Sehen und Hören sind Fernsinne. Wir können unsere Augen und Ohren schließen und zuhalten und somit Außenreize ausblenden. Bei den Nahsinnen – Spüren, Riechen und Schmecken – ist dies nicht so einfach möglich. Diese Empfindungen sind körpernäher. Die Fernsinne sind bei der Imagination meistens bereits nach einigen Übungen gut abrufbar. Die Nahsinne sind etwas schwerer abzurufen. Wenn dies jedoch gelingt, dann ist die Wirkung umso intensiver.

Anwendungsbereiche

Imagination kann vielfältig eingesetzt werden. Von der Persönlichkeitsentwicklung und Leistungssteigerung bis hin zur Gesundheitsförderung und Therapie bestimmter Beschwerden. Auch wenn prinzipiell Imagination von jedem erlernt werden kann, so erleichtert eine gute Vorstellungsfähigkeit doch die Übungen.

Die wichtigsten Einsatzgebiete:

↘ **Burn-out**

↘ **Stressbeschwerden**

↘ **Unruhe**

↘ **Grübeln, kreisende Gedanken**

↘ **Depression**

↘ **Schlafbeschwerden**

↘ **Immunsystem**

↘ **Gesundheitsförderung, Wohlbefinden**

↘ **etc.**

Durchführung

Wir unterscheiden die geführte Imagination von der selbstgeführten Imagination. Bei der geführten Imagination gibt ein Sprecher – live oder auf CD – die Anleitungen vor und nimmt Sie mit auf eine Reise. In unserem Fall auf eine Reise an einen Ort der Kraft. Dabei werden Sie Schritt für Schritt angeleitet, was zu tun ist. Der Ort wird genau beschrieben, was Sie sehen, hören, spüren, riechen und schmecken können. Eine gewisse Freiheit für die eigene Kreativität bleibt jedoch bestehen.

Bei der selbstgeführten Imagination sind Sie Ihr eigener Reiseführer. Sie begeben sich selbst an den Ort der Kraft und tauchen mit allen Sinnen in diese Vorstellung ein. Auch hier ist eine Unterstützung durch einen Sprecher möglich, wobei die Anleitungen nur eine grobe Struktur vorgeben.

Die geführte Imagination ist zum Einstieg empfehlenswert und wenn die eigenen Gedanken noch leicht abschweifen. Nach einiger Übung können Sie dann auch zur selbstgeführten Imagination weitergehen und diese ganz nach Ihren eigenen Vorstellungen anpassen.

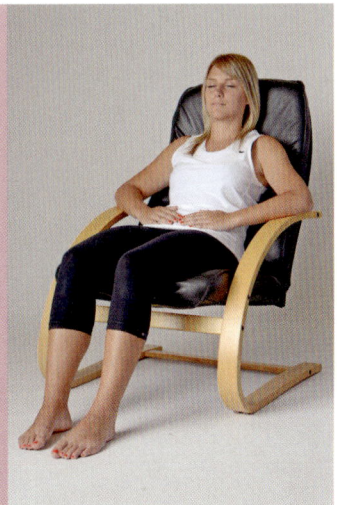

Die geführte Imagination: Schritt für Schritt

1. Nehmen Sie eine angenehme Position ein. Sie können auf einem bequemen Sessel sitzen oder auch auf dem Rücken auf einer Unterlage am Boden liegen.

2. Entspannen Sie Ihren Körper. Schließen Sie die Augen. Achten Sie darauf, dass die Muskeln im Kopf, den Schultern, im Rücken, den Armen und Beinen ganz locker und entspannt sind. Atmen Sie ganz ruhig und gleichmäßig durch den Bauch ein und wieder aus. Behalten Sie diese entspannte Körperhaltung und Atmung während des gesamten Ablaufs bei.

3. Gehen Sie in Gedanken an einen Ort, der Ihnen angenehm ist. Einen Ort der Kraft.

4. Dieser Ort der Kraft ist vielleicht in der Natur. Stellen Sie sich einfach vor, wie Sie einen Spaziergang unternehmen.

5. Es ist ein schöner Frühlingstag und Sie beginnen mit Ihrem Spaziergang an einer Wiese, über die ein kleiner Weg führt. Sie gehen diesen Weg entlang und können die Ruhe und Entspannung dieses Ortes ganz auf sich wirken lassen. Während Sie dem Weg folgen, können Sie die Farben in der Wiese wahrnehmen, die verschiedenen Blütenfarben, die Grüntöne. Dahinter ein lichter Wald. Über Ihnen der blaue Himmel, vielleicht einige Wolken, die vorbeiziehen.

6. Sie können auch verschiedene Geräusche hören. Das Rascheln der Blätter im Wind, das Summen der Bienen und Insekten und vielleicht das leise Plätschern eines Baches, der am Rand der Wiese entlangfließt.

7. Sie spüren die Wärme der Sonne, die intensive Kraft der Sonnenstrahlen. Und es tut gut, diese Wärme und Kraft aufzunehmen, Energie zu tanken.

8. Vielleicht können Sie auch bestimmte Düfte riechen. Den Duft des Frühlings durch die Blüten der Wiesenblumen oder die würzige Luft des Waldes, die durch eine leichte Brise des Windes zu Ihnen herübergetragen wird. Und vielleicht haben Sie auch einen bestimmten Geschmack auf der Zunge.

9. Lassen Sie sich mit allen Sinnen in diesen Ort hineinversetzen, so als wären Sie jetzt tatsächlich dort.

10. Sie können den Weg auch etwas weitergehen und kommen dann zu einem lichten Wald. Dort treffen Sie auf den Bach, den Sie schon vorher hören konnten. Folgen Sie einfach dem Weg, der sich am Bach entlangschlängelt. Das Licht und die Farben sind hier etwas anders als auf der Wiese. Sie können das Spiel von Sonne und Schatten sehen, das entsteht, wenn die Sonnenstrahlen durch das Blätterdach fallen. Das Glitzern der Strahlen auf dem Wasser, das besonders dort seinen Zauber entfaltet, wo sich das Wasser kräuselt oder über eine kleine Stufe hinabfließt.

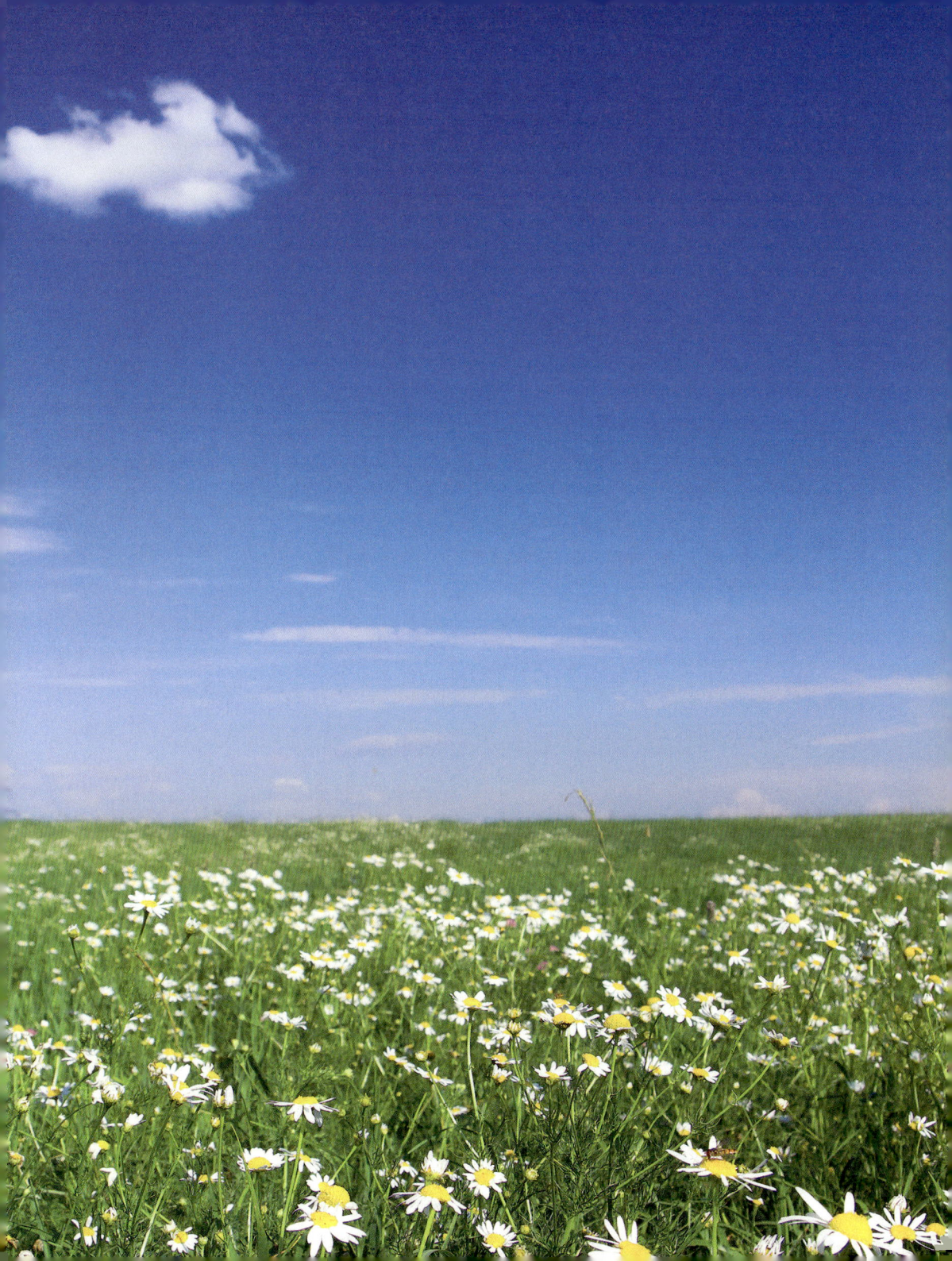

11. Die Luft fühlt sich hier angenehm frisch an. Bei jedem Atemzug können Sie etwas von dieser Frische aufnehmen, bei jedem Ausatmen breitet sich die Entspannung weiter aus.

12. Folgen Sie einfach weiter diesem Weg und Sie kommen auf eine Lichtung. Diese Lichtung im Wald hat etwas Besonderes. Es ist ganz ruhig hier, ganz friedlich, nur die Geräusche der Natur sind zu hören. Weit weg vom Alltag lässt es sich hier gut rasten und Energie tanken. Gehen Sie weiter, in die Mitte der Lichtung zu einem großen Baum. Das kann ein Laubbaum sein, zum Beispiel eine Eiche, die mächtig in den Himmel aufragt und ihr schützendes Blätterdach ausbreitet. Der Stamm ist so breit, dass es nicht gelingt, diesen mit den Händen zu umschließen. Sie können die Rinde spüren, die Kraft, die dadurch ausgestrahlt wird. Die Kraft des Baumes, die sich über mehr als 100 Jahre entwickelt hat.

13. Sie können sich an diesen Baumstamm anlehnen oder sich auch hinsetzen. Spüren Sie die Kraft, die dieser Baum ausstrahlt. Die Kraft, die durch den mächtigen Stamm, das Blätterdach und die feste Verwurzelung im Boden symbolisiert wird.

14. Es ist angenehm und friedlich an diesem Ort und Sie können alle Eindrücke, die Sie hier wahrnehmen, auf sich wirken lassen. Was Sie sehen können, welche Geräusche es gibt, die Empfindungen im Körper und vielleicht auch bestimmte Gerüche oder einen Geschmack auf der Zunge.

15. Verweilen Sie noch etwas an diesem Ort. Lassen Sie den Zauber der Farben, von Licht und Schatten auf sich wirken. Die Geräusche der Natur, der Bienen und Insekten, das Rascheln der Blätter im Wind, das Plätschern des Wassers. Das angenehme, entspannte Gefühl im Körper, die Wärme der Sonne, die Frische der Luft. Und den Duft und Geschmack der Natur.

16. Wenn Sie dann ausgiebig an diesem Ort der Kraft verweilt haben, können Sie sich wieder auf den Rückweg machen. Blicken Sie sich noch einmal um, nehmen Sie nochmals die gesamte Kraft und Ruhe von diesem Ort in sich auf.

17. Gehen Sie dann einfach den Weg wieder zurück, den Sie gekommen sind. Durch den lichten Wald entlang des Weges, der vom Plätschern des Baches begleitet wird. Nehmen Sie wieder das Licht und die frische Luft im Wald wahr.

18. Und gehen Sie einfach weiter, bis Sie wieder aus dem Wald herauskommen, zur Wiese, von der Sie gestartet sind, und schließlich wieder zurück zu Ihrem Ausgangspunkt.

19. Sie können nun auch wieder ganz aussteigen aus Ihrer Reise an den Ort der Kraft. Und Sie wissen, dass Sie in Gedanken immer dann zu Ihrem Ort der Kraft gehen können, wenn es für Sie angenehm und wohltuend ist.

20. Nehmen Sie sich dazu etwas Zeit. Atmen Sie ein paar Mal tief ein und wieder aus. Zwei- bis dreimal tief durchatmen. Bewegen Sie dann Arme und Beine etwas, etwas durchschütteln oder strecken. Machen Sie dann die Augen wieder auf, um ganz zurückzukommen in das Hier und Jetzt.

Die selbstgeführte Imagination: Schritt für Schritt

1. Nehmen Sie eine angenehme Position ein. Sie können auf einem bequemen Sessel sitzen oder auch auf dem Rücken auf einer Unterlage am Boden liegen.

2. Entspannen Sie Ihren Körper. Achten Sie darauf, dass die Muskeln im Kopf, den Schultern, im Rücken, den Armen und Beinen ganz locker und entspannt sind. Atmen Sie ganz ruhig und gleichmäßig durch den Bauch ein und wieder aus. Behalten Sie diese entspannte Körperhaltung und Atmung während des gesamten Ablaufs bei.

3. Gehen Sie in Gedanken an einen Ort, der für Sie angenehm ist. Das kann ein Ort aus der Vergangenheit sein, zum Beispiel von einer schönen Urlaubsreise, oder auch aus der Fantasie.

4. Nehmen Sie sich etwas Zeit, um diesen Ort zu finden. Vielleicht befinden Sie sich an einem Strand im Süden oder auf einer Blumenwiese auf einer Alm in den Bergen. Wenn Sie etwas innehalten, wird der Ort wie von selbst auftauchen.

5. Versetzen Sie sich mit allen Sinnen in diesen Ort. Achten Sie darauf, was Sie sehen können. Welche Farben können sie entdecken, welche Formen? Gibt es bestimmte Pflanzen an diesem Ort? Ist Wasser in Form eines Sees, des Meeres oder ein Bach zu sehen? Wie sieht der Himmel aus? Beschreiben Sie für sich alle Eindrücke, die Sie sehen können.

6. Was können Sie hören, welche Geräusche nehmen Sie wahr? Vielleicht das Rauschen des Windes, das Plätschern von Wasser, verschiedene Tiergeräusche, wie das Summen von Insekten oder das Zwitschern von Vögeln? Vielleicht können Sie auch andere Geräusche wahrnehmen.

7. Wie fühlt es sich hier an? Was können Sie im Körper spüren? Die Wärme der Sonne, wenn die Strahlen auf die Haut treffen. Die Frische der Luft, den Boden, auf dem Sie liegen, sitzen oder entlanggehen.

8. Und vielleicht können Sie auch etwas riechen und schmecken. Eine würzige Luft oder den Duft von Blüten.

9. Tauchen Sie mit allen Sinnen an diesen Ort ein und lassen Sie die Magie des Augenblicks auf sich einwirken.

10. Sie können nun wieder ganz aussteigen aus Ihrer Reise an den Ort der Kraft. Und Sie wissen, dass Sie in Gedanken immer dann zu Ihrem Ort der Kraft gehen können, wenn es für Sie angenehm und wohltuend ist.

11. Nehmen Sie sich etwas Zeit. Atmen Sie ein paar Mal tief ein und wieder aus. Zwei- bis dreimal tief durchatmen. Bewegen Sie dann Arme und Beine etwas, etwas durchschütteln oder strecken. Machen Sie dann die Augen wieder auf, um ganz zurückzukommen in das Hier und Jetzt.

Entspannt im Alltag

Imaginationsübungen werden genauso wie andere Entspannungstrainings mit zunehmender Übung intensiver. Viele Menschen finden es hilfreich, wenn die Imagination geführt wird. Dadurch driften die Gedanken weniger ab, es bleibt leichter, der Gedan-

kenreise zu folgen. Im weiteren Verlauf, wenn die Vorstellungsfähigkeit trainiert wurde, kann es auch gut gelingen, sich auf eigene Gedankenreisen zu begeben. Es verhält sich dann wie bei
einer Bergtour. Wenn Sie im Gebirge noch unerfahren sind, ist es
günstig, sich zunächst an einen Bergführer zu wenden, der Sie auf
eine Tour mitnimmt. Es ist angenehm, sich jemandem anzuver-
trauen, sich führen zu lassen. Sie können dann ganz unbeschwert
die Landschaft und das Gehen genießen, ohne sich um den Weg
kümmern zu müssen. Auch sind gewohnte Pfade zunächst angenehmer, da vorhersehbar. Je mehr Bergerfahrungen Sie gesammelt
haben, umso eher werden Sie neugierig auf neue Touren werden.
Das Unbekannte ist dann nicht mehr bedrohlich, sondern reizvoll.
Die Erlebnisse können dann auch umso intensiver sein.

Biofeedback und Neurofeedback

Selbstkontrolle von Körper und Gehirnwellen
Unter den Entspannungstrainings nehmen Biofeedback und Neurofeedback eine Sonderstellung ein. Während die anderen Trainings ohne spezielle Materialien auskommen, spielt bei Biofeedback und Neurofeedback die Technik der Messung, der digitalen
Verarbeitung und Darstellung eine besondere Rolle.
Für das Training ist ein ausgebildeter Biofeedback- und Neuro-
feedback-Therapeut erforderlich, der ein entsprechendes Bio-
feedback-Messsystem verwendet und eine spezielle Ausbildung
abgeschlossen hat. Seit einiger Zeit gibt es auch günstige Heim-
training-Geräte, die zwar im Umfang nicht mit den Profi-Systemen
mithalten können, jedoch eine interessante Möglichkeit für das
Üben zu Hause darstellen.

Grundlagen

Biofeedback ist wie ein Spiegel des Körperinneren, der es ermöglicht, bislang nicht bewusste Körperfunktionen genau wahrzunehmen und willkürlich zu beeinflussen. Dabei werden Herzfrequenz, Muskelspannung, Atmung und andere Körpersignale gemessen und über einen Bildschirm sichtbar oder über Lautsprecher hörbar gemacht. Sie können somit sehen und hören, was in Ihrem Körper gerade im Moment passiert. Wie Sie jetzt sicher sofort erkannt haben, setzt sich das Wort Biofeedback aus den Begriffen Bio (Körpersignale wie Herzfrequenz, Muskelspannung und andere) und Feedback (= Rückmeldung) zusammen.

**Biofeedback:
Spiegel des Körperinneren**

Stellen Sie sich vor, es wird Ihre Pulsfrequenz gemessen. Mit einem Biofeedback-System sehen Sie dann zum Beispiel eine Linie auf einem Bildschirm, die sich immer dann verändert, wenn sich der Puls verändert. Wenn der Puls ansteigt, zum Beispiel von 70 auf 80, dann steigt die Linie in die Höhe. Gleichzeitig wird ein Tonsignal lauter. Oder noch spielerischer: die Pulsfrequenz wird als Blume angezeigt. Immer dann, wenn die Pulsfrequenz sinkt – ein Zeichen von Entspannung –, öffnet sich die Blüte der Blume.

Durch diesen spielerischen Lernprozess machen die Entspannungsübungen nicht nur Spaß, sondern sind auch äußerst wirkungsvoll.

Entstehungsgeschichte

Biofeedback und Neurofeedback wurden in den 1960er-Jahren in den USA und Russland annähernd zeitgleich entwickelt, auch wenn der Wettbewerb nicht annähernd so dramatisch war wie der Wettlauf zum Mond, der zur gleichen Zeit stattfand. Bei der Entwicklung von Biofeedback hat – wie so oft in der Wissenschaft – der Zufall Regie geführt. Zunächst waren die Forscher – meist Psychologen und Mediziner – an den körperlichen Reaktionen des Menschen interessiert. Daran, wie sich zum Beispiel Puls und

Blutdruck bei verschiedenen Stimmungslagen verändern. Bald schon wurde das Interesse geweckt, ob das autonome Nervensystem tatsächlich vollkommen autonom ist oder nicht doch durch den bewussten Willen beeinflusst werden kann. Man nutzte die Signale, die von den Messgeräten produziert wurden – Klicks und Töne. Nachdem sich diese Töne mit der Veränderung im Körper ebenso veränderten, war eine Rückmeldung (ein Feedback) für die Versuchspersonen vorhanden. Und tatsächlich konnten die Personen erreichen, ihre Fingertemperatur bewusst zu steigern oder zu senken oder das Schwitzen in den Händen zu reduzieren. Das gleiche Prinzip wurde in weiterer Folge auf fast alle messbaren Körpersignale und ebenso auf die Gehirnwellen (EEG) angewandt. Das Biofeedback war geboren.

Anwendungsbereiche

Die Anwendungsmöglichkeiten von Biofeedback sind enorm vielfältig. Das liegt daran, dass (fast) alles, was über Sensoren messbar ist, auch kontrolliert werden kann. Je nachdem, welche Körperfunktion gemessen wird, eröffnet sich ein bestimmtes Anwendungsgebiet. Damit zählt Biofeedback zu den Universalisten bei den Entspannungstrainings. Wobei der Entspannungseffekt nur ein Teil des Biofeedback ist.

Es geht speziell auch um Selbstkontrolle und das Wissen, den Körper steuern zu können. Mit dem laufenden Feedback von den Veränderungen im Körper gelingt diese Förderung von Selbstkontrolle und Selbstkompetenz außerordentlich gut. Wenn zum Beispiel beim Autogenen Training immer wieder Unsicherheit besteht, ob die Hände tatsächlich warm werden und die Pulsfrequenz absinkt, ist das beim Biofeedback keine Frage des Glaubens, sondern der Beweis ist am Monitor sichtbar, wo Temperatur und Pulsfrequenz dargestellt werden. Dieses Wissen tut gut und beschleunigt den Lernprozess.

Selbstkontrolle steigern

Die wichtigsten Einsatzgebiete von Biofeedback:

↘ Ängste

↘ Atembeschwerden

↘ Burn-out

↘ Herz-Kreislauf-Beschwerden

↘ Magen-Darm-Beschwerden

↘ Schlafstörungen

↘ Spannungskopfschmerz

↘ Migräne

↘ Rückenschmerz

↘ Schmerzen der inneren Organe

↘ Schwindel

↘ somatoforme Störungen

↘ Stress

↘ Tinnitus, Hörsturz

↘ Unruhe

↘ etc.

Bei dieser Liste ist Ihnen sicher aufgefallen, dass hier jene Beschwerden angeführt sind, die mit körperlichen Symptomen einhergehen. Beschwerden, die sich auf die Gedanken beziehen, sind mit Biofeedback nur indirekt beeinflussbar. Dieses Manko lässt sich jedoch rasch auflösen. Mit EEG-Biofeedback – auch Neurofeedback genannt – werden die Gehirnwellen gemessen. Damit wird es möglich, das Gehirn und das Denken direkt zu beeinflussen und zu kontrollieren.

Die wichtigsten Einsatzgebiete von Neurofeedback:

↘ Angst, Nervosität

↘ Burn-out

↘ Depression

↘ Grübeln, kreisende Gedanken

↘ Schlafstörungen

↘ Tinnitus, Hörsturz

↘ etc.

Durchführung: Biofeedback

Bevor eine Biofeedback-Therapie beginnt, ist eine Analyse der körperlichen Reaktionen notwendig. Bei der psychophysiologischen Stresstestung wird die körperliche Aktivierung in Ruhe-, Stress- und Erholungsphasen festgestellt. Die Messung erfolgt mit speziellen Sensoren, die am Körper angebracht werden, und ist vollkommen schmerzlos. Das ist ähnlich wie die Messung der Herzaktivität (EKG), die Sie vielleicht von einem Arztbesuch kennen.

Beim Stressprofil interessieren uns folgende Körperfunktionen: Muskelspannung der Stirn und Schultern, Atmung, Herzfrequenz, das Schwitzen der Hände und die Handtemperatur. Auch die Messung der Gehirnwellen (EEG) ist möglich.

Das klingt wie eine Lügendetektor-Messung, wie man sie manchmal bei einem TV-Krimi sieht. Und tatsächlich ist es auch ganz ähnlich, wobei es uns nicht um Lüge oder Wahrheit geht, sondern um das Entdecken des „psychophysiologischen Fingerabdrucks" – des Reaktionsmusters, das bei jedem Menschen einzigartig ist. Interessant ist dabei, dass der Körper im Allgemeinen mit einem festgelegten Muster reagiert. Dieses ist in verschiedenen Situationen aktiv – bei Zeitdruck im Beruf, beim Ärgern über den Ehepartner oder bei einer gefährlichen Situation beim Autofahren.

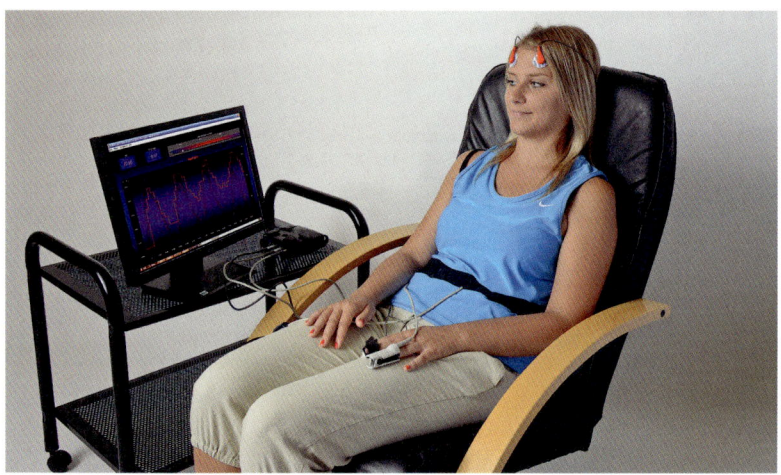

Eine Biofeedback-Messung mit dem NeXus-System der Fa. Mind Media

Biofeedback: wertvolle Informationen über das eigene Stressverhalten

Dieses individuelle Stressmuster wird bei der psychophysiologischen Testung erfasst und gibt dadurch wertvolle Informationen über das allgemeine Stressverhalten. Aufgrund dieses Stressprofils kann rasch erkannt werden, welche Entspannungsübungen besonders empfehlenswert sind und auf welche Körperfunktionen geachtet werden muss. Ist beispielsweise eine starke Anspannung in den Muskeln vorhanden, dann bietet sich die Progressive Muskelentspannung oder das EMG-Biofeedback an. Ist die Atmung auffällig, dann ist ein Atemtraining wirkungsvoll usw.

Bei den Biofeedback-Therapiesitzungen wird gezielt trainiert, bestimmte Körperfunktionen zu beeinflussen. Bei der Muskelspannung der Stirn kann man das Maß der Spannung als Linie am Bildschirm sehen. Wenn Sie die Stirn anspannen, dann geht die Linie in die Höhe, wenn Sie locker lassen, sinkt die Linie ab. Die Entwicklung von leistungsstarken PCs und entsprechender Software hat auch für das Biofeedback wertvolle Impulse gegeben. So werden heute nicht nur Linien dargestellt, sondern auch Animationen angezeigt und Spiele quasi interaktiv erfahrbar gemacht. Es können auch beliebige Töne und Lieder für das Training verwendet werden. Wenn die Muskelspannung der Stirn ansteigt, wird die Lieblingsmusik leiser, wenn die Stirn-Spannung sinkt, wird die Musik lauter.

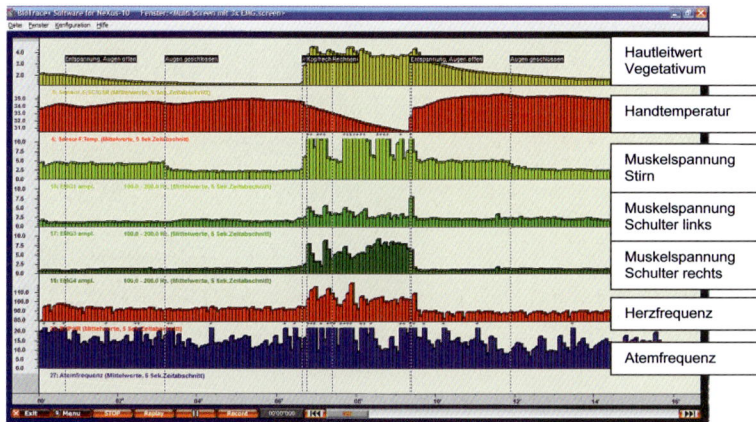

Beispiel einer psychophysiologischen Stresstestung

Wie wirkt Biofeedback?

Mit Biofeedback wird im Allgemeinen sehr rasch gelernt, auf den Körper Einfluss zu nehmen. Dabei können selbst Körperfunktionen beeinflusst werden, die man nicht oder kaum spürt, wie das leichte Schwitzen der Hände, die Handtemperatur oder der Puls. Durch die Rückmeldung (Feedback) wird diese Selbstkontrolle ermöglicht. Man spricht auch von operanter Konditionierung, einem Lernprozess durch Belohnung und Bestrafung. Die Belohnung erfolgt, wenn das Ziel erreicht wurde und in unserem Beispiel die Linie sinkt und die Musik lauter wird. Eine „Bestrafung" gibt es dann, wenn Verspannung vorhanden ist und die Musik leiser wird. Die Wirkung von Biofeedback ist nicht nur dann vorhanden, wenn man an das Biofeedback-Gerät angeschlossen ist. Das Ziel ist das Erlernen von Selbstkontrolle, um den Körper gezielt zu entspannen. Wenn man das gelernt hat, ist die Aufgabe des Biofeedback-Trainings erfüllt und das Biofeedback-System nicht mehr erforderlich. Die Entspannungsübungen können dann auch im Alltag ohne Gerät eingesetzt werden. Ein weiterer wichtiger Wirkmechanismus ist die Entwicklung der Selbstkompetenz durch Biofeedback. Wenn Sie selbst sehen können, dass Sie Ihren Körper beeinflussen können, dann fördert das ein Gefühl von Kompetenz und Zuversicht. Bereits diese Veränderung trägt dazu bei, dass das psychische Wohlbefinden gesteigert wird und dadurch die Beschwerden etwas geringer werden. Sie fühlen sich dann den Beschwerden nicht mehr ausgeliefert, sondern wissen, dass Sie selbst an der Genesung wesentlich mitgestalten können.

Dieser Effekt ist besonders bei jenen Beschwerden von großer Bedeutung, die durch Kontrollverlust gekennzeichnet sind. Dazu gehören Angstzustände, Schlafbeschwerden, Schmerzen und psychosomatische bzw. somatoforme Beschwerden.

Beispiel für einen Biofeedback-Trainingsschirm (gemessen mit dem NeXus-System der Fa. Mind Media)

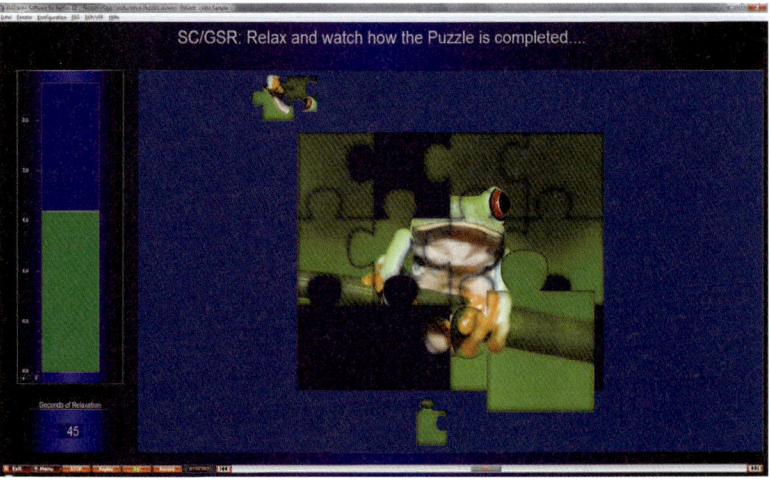

Hautleitwert-Training: je ruhiger das Nervensystem, umso mehr sinkt der Balken auf der linken Seite ab und das Puzzle wird zusammengebaut

Durchführung: Neurofeedback

Ein Spezialbereich des Biofeedback. Dabei werden die Gehirnwellen – per EEG – gemessen und sichtbar (hörbar) gemacht. Dadurch kann man lernen, die eigenen Gehirnwellen bewusst zu beeinflussen.

Neurofeedback: die Gehirnwellen beeinflussen, den Geist kontrollieren

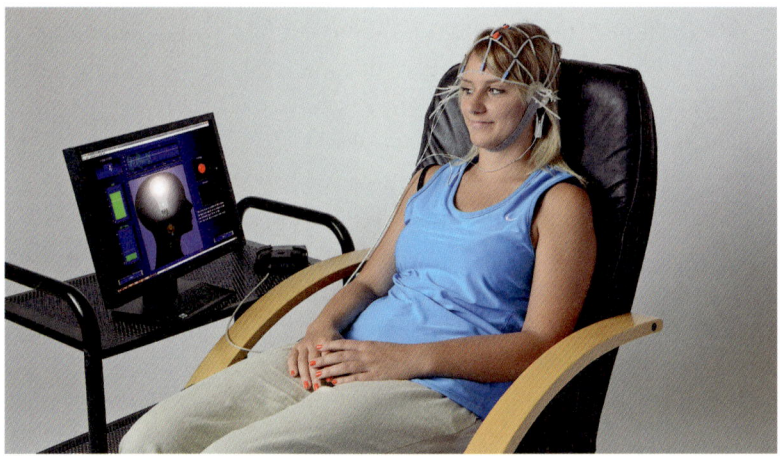

Eine Neurofeedback-Messung mit dem NeXus-System der Fa. Mind Media

Jeder mentale Zustand weist ein bestimmtes Muster im EEG auf. Bei Entspannung wird im Allgemeinen eine Erhöhung von Alpha-Wellen angestrebt, da diese einen entspannten Wachzustand repräsentieren. Bei Konzentration geht es um eine Reduktion von Theta-Wellen und Erhöhung von Beta-Wellen. Die Neurofeedback-Diagnostik ermöglicht eine Bestandsaufnahme des EEG in Ruhe und bei verschiedenen Aufgaben. Dadurch kann festgestellt werden, wie das Gehirn arbeitet und ob es bei körperlicher Entspannung tatsächlich zur Ruhe kommt.

Gehirnwellen und ihre Bedeutung
Verschiedene Gehirnwellen spiegeln unterschiedliche mentale Zustände wider. Die EEG-Wellen werden mit griechischen Buchstaben versehen und in sogenannte Frequenzbänder eingeteilt.

Diese unterscheiden sich in der Geschwindigkeit, Höhe und Form der Welle. In der Praxis sind die Zusammenhänge sehr komplex. Hier wird ein vereinfachter Überblick gegeben. Wir beginnen mit den langsamen Wellen (Delta) und gehen zu den schnellen Gehirnwellen (Beta).

Delta: Schlafzustand
Theta: Tagträumen, Gedankenabdriften, aber auch Kreativität
Alpha: entspannter Wachzustand, „freier Kopf"
SMR: Wachheit und motorische Ruhe
Beta: Konzentration
Hohes Beta: Unruhe, Ängstlichkeit, Sorgen, Grübeln

Die folgende Abbildung zeigt ein Beispiel eines Mannes, der beklagt, nicht zur Ruhe zu kommen. Er gibt an, dass sein Kopf ständig aktiv sei. Wenn er in der Früh aufsteht, „springt der Kopf wie ein 12-Zylinder an". Die Neurofeedback-Diagnostik ergibt in der Ruhephase eine deutliche Erhöhung von hohen Beta-Wellen (gelbe Balken sind höher als graue Balken). Diese sind typisch für Gedankenkreisen und Sorgen.

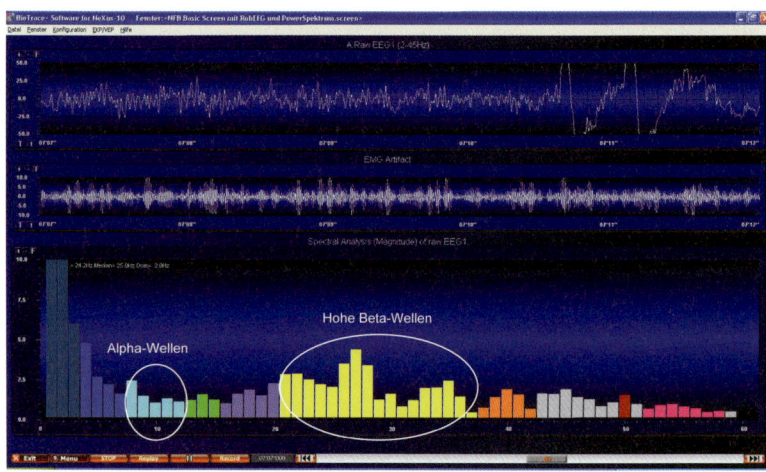

Neurofeedback-Profil – Gedankenjagen wird durch hohe Beta-Wellen deutlich

Beim Neurofeedback-Training wird ein harmonisches Zusammen-spiel der verschiedenen Gehirnwellen angestrebt. Dabei werden unterschiedliche Trainings-Schirme eingesetzt, die dazu verhelfen, genau jenen Gehirnzustand herzustellen, der im Moment ange-strebt wird.

Eine weitere Abbildung zeigt die Messung desselben Mannes nach einigen Trainingseinheiten mit Neurofeedback. Das Ziel des Trai-nings war die Erhöhung der Alpha-Wellen. Wie man deutlich sehen kann, ist dies gut gelungen. Die gelben Balken (hohe Beta-Wellen) sind deutlich niedriger als vor dem Training. Die Alpha-Wellen (türkise Balken) sind gestiegen. Der untersuchte Patient berichtet, dass während der Untersuchung „keine Gedanken" vorhanden waren und er das Gefühl hatte, dass der Kopf richtig frei werde.

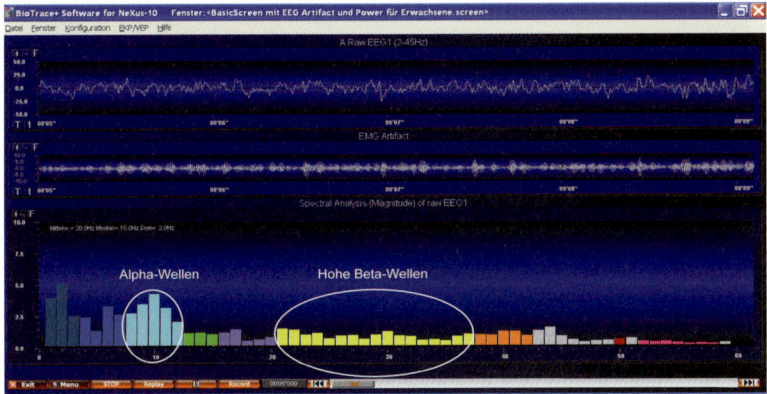

Nach dem Neurofeedback-Training sind die hohen Beta-Wellen deutlich abgesunken. Die Alpha-Wellen sind gestiegen.

Entspannt im Alltag

Wie Biofeedback und Neurofeedback eindrucksvoll aufzeigen, ist es möglich, Körper und Geist zu kontrollieren und in die ge-wünschte Richtung zu beeinflussen. Dies gelingt mit den moder-nen Biofeedback- und Neurofeedback-Systemen außerordentlich gut. Dass das Lernen der Selbstkontrolle noch dazu spielerisch und lustvoll erfolgen kann, macht das Training umso angenehmer.

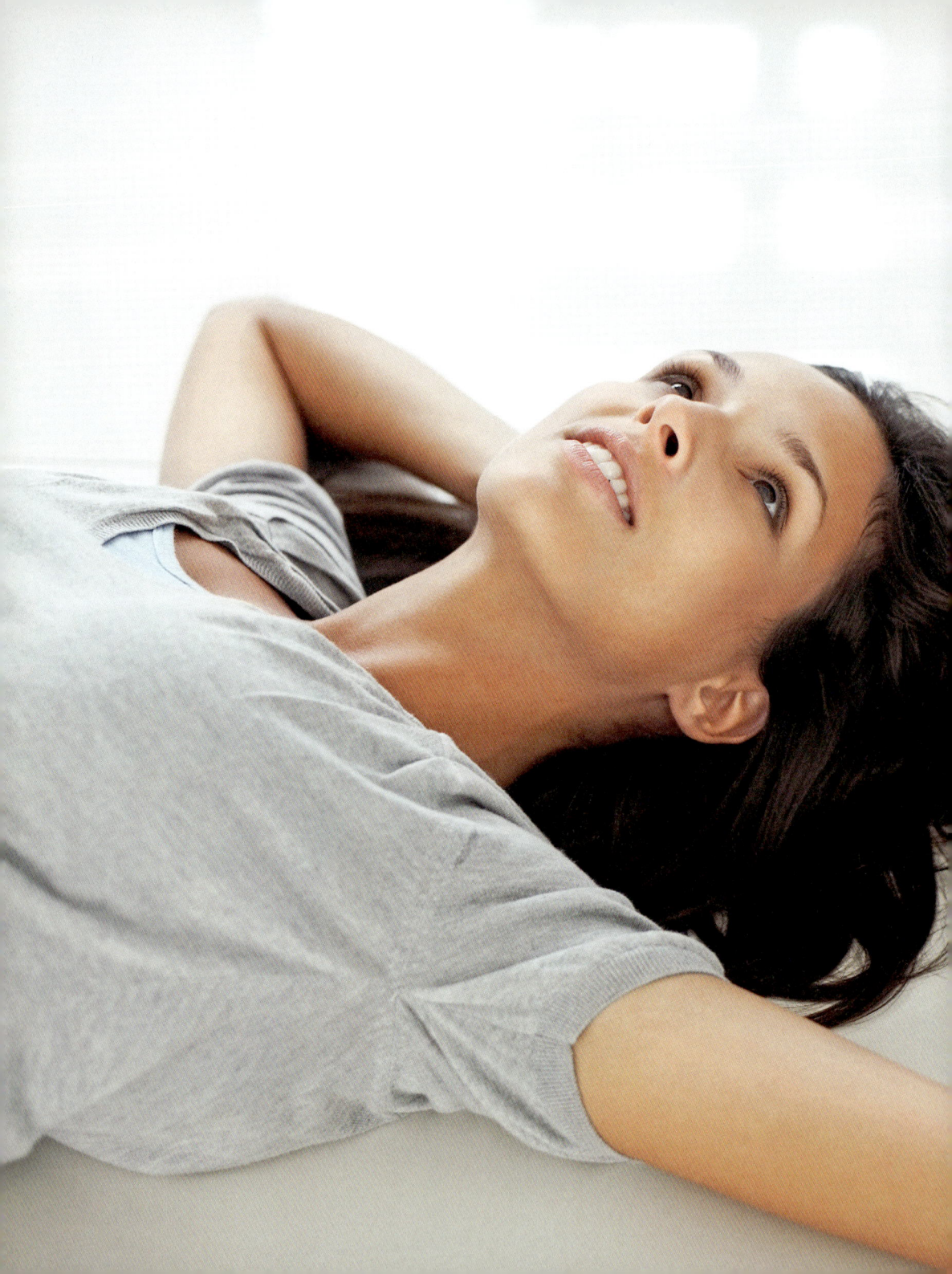

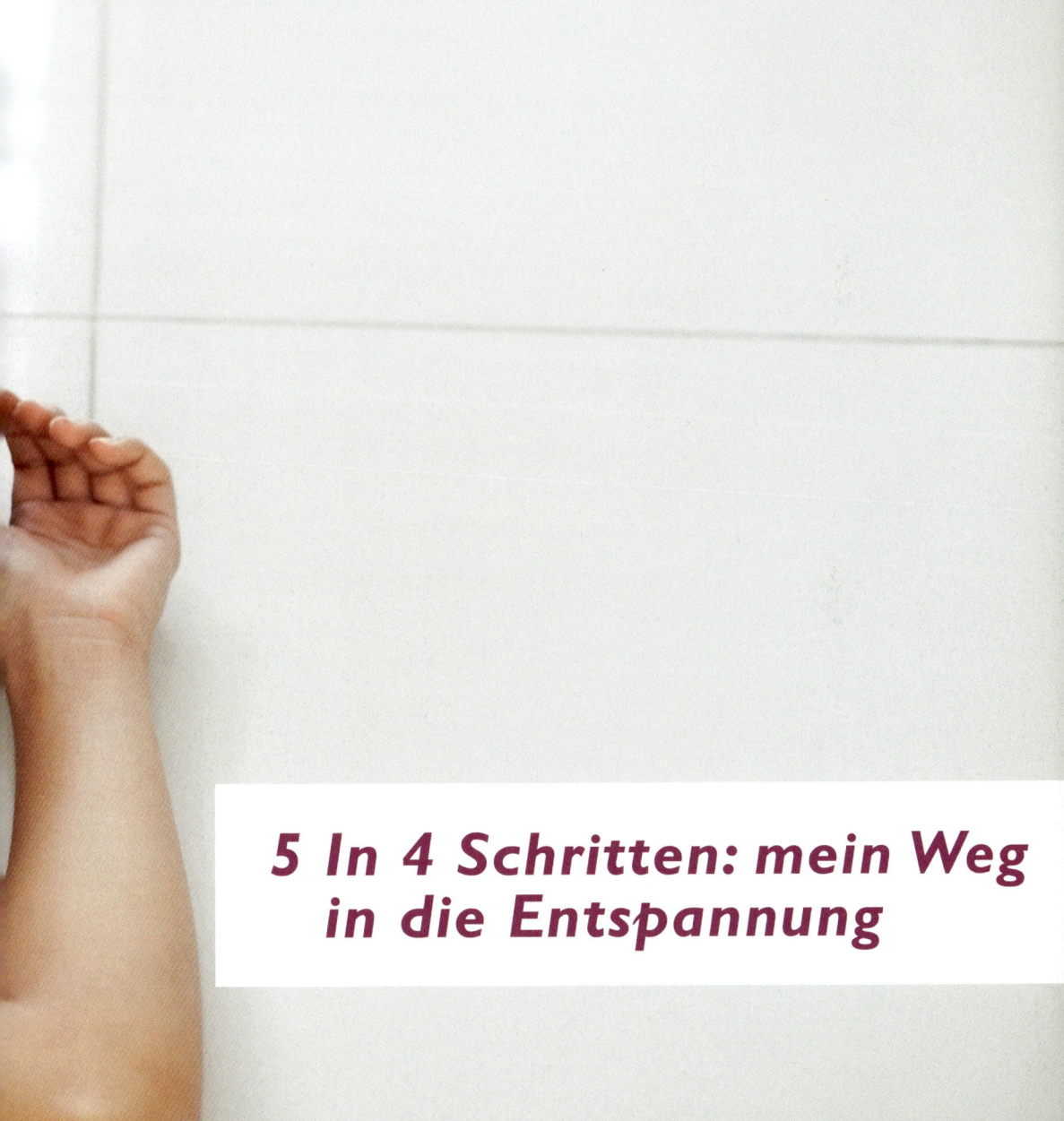

5 In 4 Schritten: mein Weg in die Entspannung

Jetzt ist es so weit. Sie haben gelesen, warum Entspannung wertvoll ist, wie sich Stress auf den Körper und die Psyche auswirkt, haben die verschiedenen Entspannungstrainings kennengelernt und erfahren, dass Entspannung nicht gleich Entspannung ist. Nun geht es darum, festzustellen, welches Entspannungstraining am besten zu Ihnen passt. Zum maßgeschneiderten Entspannungstraining kommen Sie, wenn Sie sich etwas Zeit für eine Analyse nehmen. Die praktischen Checklisten in diesem Kapitel helfen Ihnen dabei, Ihr individuelles Entspannungstraining zu finden.

4 Schritte zur Entspannung

↘ **Schritt 1:** Ausgangslage – Warum will ich Entspannung lernen?

↘ **Schritt 2:** Stress-Analyse – Was geht in meinem Körper, meinen Gedanken und Emotionen vor?

↘ **Schritt 3:** Vorlieben und Vorerfahrungen – Welches Entspannungstraining gefällt mir, was ist mir schon bekannt?

↘ **Schritt 4:** Ergebnis – Von der Analyse zum maßgeschneiderten Entspannungstraining

Beiheft (Selbsttest)

Um Ihnen die Analyse zu vereinfachen, finden Sie im Buch hinten ein kleines Beiheft (Selbsttest), in das Sie die 4 Schritte zum maßgeschneiderten Entspannungstraining eintragen können. Das hat den Vorteil, dass Sie nicht hin- und herblättern müssen. Zusätzlich bleibt das Buch frei und Sie können es auch an Ihre Lieben weitergeben. Das ist freilich nicht nur uneigennützig. Schließlich kommt es auch Ihnen zugute, wenn Ihr Partner und andere Familienmitglieder entspannt und gelassen sind.

Schritt 1: Ausgangslage

Bevor Sie beginnen, ein Entspannungstraining zu erlernen, ist das Erkennen der Ausgangslage und des Zieles wichtig. Wofür wollen Sie Entspannung lernen? Was wollen Sie erreichen? Was ist Ihr Ziel?

Was ist mein Ziel?

Mit einer guten Vorbereitung und Auswahl des für Sie geeigneten Entspannungstrainings (oder der Kombination von verschiedenen Übungen) ist die Chance sehr hoch, dass Sie genau das erreichen, was Ihnen wichtig ist. Es fällt Ihnen dann auch leichter, die Entspannungsübungen regelmäßig im Alltag umzusetzen.

In Tabelle 1 finden Sie eine Liste verschiedener Beschwerden und daneben jene Entspannungstrainings, die zu deren Linderung besonders geeignet sind. Dabei sind sehr gut wirksame Entspannungstrainings mit einem **×** versehen, etwas wirksame mit einem **o** und wenig wirksame mit einem **–**. Markieren Sie zu Ihren Beschwerden jene Entspannungstrainings, die mit einem × versehen sind. Zeichnen Sie einfach einen Kreis um das/die jeweiligen × ein. Wenn Sie z. B. unter Atembeschwerden leiden, dann können Sie Atemtraining und Biofeedback markieren. Wählen Sie jene Beschwerden aus, die am stärksten ausgeprägt sind (maximal 3).

In der untersten Zeile können Sie die markierten × zusammenzählen. Sie erkennen dadurch, welche Entspannungstrainings für Ihre Beschwerden geeignet sind.

Falls keine aktuellen Beschwerden vorhanden sind, gehen Sie einfach weiter zum nächsten Absatz (Stärkung der Gesundheit und Förderung von Energie, Konzentration und Leistungsfähigkeit).

Tabelle 1: Für welche Beschwerden ist welches Entspannungstraining geeignet?

Beschwerden	Atem	PR	AT	Medi-tation	Imagi-nation	Biofeed-back	Neuro-feedback
Angst, Nervosität	×	×	×	o	o	×	×
Atembeschwerden	×	o	o	–	o	×	–
Burn-out (Erschöpfung)	×	×	o	×	×	×	×
Depression	o	o	o	×	×	o	×
Grübeln, kreisende Gedanken	o	o	o	×	×	o	×
Herz-Kreislauf-Beschwerden	×	o	×	o	o	×	–
Immunsystem	×	o	×	×	×	×	–
Magen-Darm-Beschwerden	×	o	×	o	o	×	–
Schlafstörungen	×	×	×	×	×	×	×
Spannungskopfschmerz	o	×	–	–	–	×	×
Schmerz – Migräne	o	o	o	–	–	×	×
Schmerz – Rücken	o	×	–	–	–	×	–
Schmerz – innere Organe	×	o	×	o	×	×	–
Schwindel	o	×	o	o	o	×	–
Somatoforme Störungen	×	×	×	o	o	×	o
Stress	×	×	×	×	×	×	o
Tinnitus, Hörsturz	o	×	o	o	o	×	×
Unruhe	×	×	×	×	×	×	o
Summe							

Atem = Atemtraining, PR = Progressive Muskelentspannung, AT = Autogenes Training

× = sehr wirksam, o = etwas wirksam, – = wenig wirksam

Übertragen Sie dann die Ergebniszeile in Tabelle 6 unter „Beschwerden".

Entspannungsübungen sind aber auch zur Stärkung der Gesundheit und Förderung von Energie, Konzentration und Leistungsfähigkeit geeignet. In der Tabelle 2 können Sie erkennen, welche Trainings zur Erholung und welche zur Förderung von Energie und Leistungsfähigkeit geeignet sind.

Wenn Sie einen Mangel an Erholung und Regeneration verspüren, kreuzen Sie die × in der Zeile Erholung und Regeneration an. Wenn Sie unter Energieverlust und mangelnder Konzentrations- und Leistungsfähigkeit leiden, kreuzen Sie die × in dieser Zeile an. Wenn für Sie sowohl Erholung als auch Energie und Leistungsfähigkeit wichtig sind, dann markieren Sie in beiden Zeilen die ×. Wie Sie erkennen können, sind fast alle Entspannungstrainings zur Erholung geeignet. Zur Steigerung von Energie und Leistungsfähigkeit eignen sich hingegen nur einige Trainings besonders.

Tabelle 2: Entspannungstrainings zur Gesundheitsförderung

Gesundheitsförderung Ziel	Atem	PR	AT	Medi-tation	Imagi-nation	Biofeed-back	Neuro-feedback
Erholung & Regeneration	×	×	×	×	×	×	o
Energie, Leistungsfähigkeit, Konzentration	×	o	o	×	×	o	×
Summe							

Atem = Atemtraining, PR = Progressive Muskelentspannung, AT = Autogenes Training
× = sehr wirksam, o = etwas wirksam, – = wenig wirksam

In der untersten Zeile können Sie die markierten × zusammenzählen. Übertragen Sie dann die Ergebniszeile in Tabelle 6 unter „Ziele".

Notieren Sie den aktuellen Anlass zum Erlernen von Entspannung.

_____

_____

_____

_____

_____

Schritt 2: Stress-Analyse

In Tabelle 3 können Sie einen Check-up machen, wie Sie auf Stress reagieren. Dabei wird zwischen körperlichen, gedanklichen und emotionalen Stressreaktionen unterschieden.

Das körperliche Stressprofil

Wie reagiere ich auf Stress?

Welche körperlichen Stress-Symptome sind bei Ihnen häufig vorhanden? Markieren Sie in der Tabelle 3 jene Symptome, die bei Stress stark vorhanden sind. Daneben finden Sie diejenigen Entspannungstrainings, die zur Linderung dieser Symptome gut geeignet sind.

Genauer messen kann man die Stress-Symptome mit einem Biofeedback-System. Dabei wird ein psychophysiologisches Stressprofil erstellt, bei dem die Reaktionen des Körpers bei Stress und Erholung gemessen werden (siehe Abschnitt Biofeedback, S. 127 ff.).

In der untersten Zeile können Sie die markierten × zusammenzählen. Übertragen Sie dann die Ergebniszeile in Tabelle 6 unter „Stress – Körper".

Tabelle 3: Die Stress-Analyse. Wie der Körper auf Stress reagiert.

Körperliche Stress-Symptome	Atem	PR	AT	Meditation	Imagination	Biofeedback	Neurofeedback
Atmung schnell, flach, ungleichmäßig, Brustkorbatmung	×	o	×	×	o	×	–
Muskulatur Verspannung bzw. Schmerzen in Stirn, Schultern, Rücken etc.	o	×	o	o	o	×	o
Muskelzucken, Muskeltics	o	×	o	o	o	×	×
Schwitzen der Hände, Stirn, des Körpers	o	o	×	o	o	×	–
Durchblutung Kalte Hände oder Füße, allgemeines Kältegefühl	o	o	×	o	×	×	–
Herz-Kreislauf-System Herzfrequenz erhöht (über 80 Schläge/min), Herzklopfen, Blutdruck erhöht	×	o	×	×	o	×	–
Verdauung Völlegefühl, Durchfall, Verstopfung, Reizmagen etc.	×	o	×	o	o	×	–
Zittern, hektisches Verhalten	×	×	o	o	o	×	o
Summe							

Atem = Atemtraining, PR = Progressive Muskelentspannung, AT = Autogenes Training

× = sehr wirksam, o = etwas wirksam, – = wenig wirksam

Das gedankliche und emotionale Stressprofil

Welche Gedanken und Gefühle kennen Sie, wenn Sie unter Stress sind? Gedanklicher Stress äußert sich durch Grübeln, kreisende Gedanken, Konzentrationsprobleme oder auch ein Black-out.
Stress auf Gefühlsebene kann sich sowohl als Energiemangel als auch Energiefülle äußern. Energiemangel zeigt sich durch Müdigkeit, Erschöpfung und depressive Stimmung; Energiefülle durch Unruhe, Ängste, Gereiztheit und Ärger.

Füllen Sie die nachfolgende Tabelle 4 aus. Wenn Sie bestimmte (einzelne oder mehrere) gedankliche und emotionale Stress-Symptome in den vergangenen Monaten erlebt haben, dann markieren Sie die dafür passenden Entspannungstrainings. Wenn bei Ihnen alle Bereiche von Bedeutung sind, können Sie in jeder Zeile die × markieren. Übertragen Sie dann das Ergebnis der Summenzeile in Tabelle 6 unter „Stress – Gedanken & Gefühle".

Tabelle 4: Das Stressprofil für „Gedanken & Gefühle"

Stress-Symptome Gedanken & Gefühle	Atem	PR	AT	Medi-tation	Imagi-nation	Biofeed-back	Neuro-feedback
Gedankliche Stress-Symptome wie kreisende Gedanken, Grübeln, Leere im Kopf, Konzentrationsprobleme, nicht abschalten können	o	o	o	×	×	o	×
Emotionale Stress-Symptome mit Energiemangel wie emotionale Erschöpfung, Müdigkeit, depressive Stimmung, innere Leere	×	o	o	×	×	×	×
Emotionale Stress-Symptome mit Energiefülle wie Nervosität, Unruhe, Gereiztheit, Angst, Unzufriedenheit	×	×	×	o	×	×	o
Summe							

Atem = Atemtraining, PR = Progressive Muskelentspannung, AT = Autogenes Training

× = sehr wirksam, o = etwas wirksam, – = wenig wirksam

Schritt 3: Vorlieben und Vorerfahrungen

Haben Sie Vorlieben für bestimmte Entspannungsübungen. Wie sehr sagen Ihnen verschiedene Entspannungstrainings zu? Haben Sie Vorerfahrungen oder Empfehlungen von Freunden?

Was kenne ich schon?
Was sagt mir zu?

Markieren Sie hier die Entspannungstrainings, die Sie besonders ansprechen.
Übertragen Sie dann das Ergebnis in Tabelle 6 unter „Vorlieben, Vorerfahrungen". Pro markiertem Entspannungstraining tragen Sie bitte eine 1 ein.

Tabelle 5: Vorlieben und Vorerfahrungen

	Atem	PR	AT	Medi-tation	Imagi-nation	Biofeed-back	Neuro-feedback
Vorlieben, Vorerfahrungen	×	×	×	×	×	×	×

Atem = Atemtraining, PR = Progressive Muskelentspannung, AT = Autogenes Training
× = sehr wirksam, o = etwas wirksam, − = wenig wirksam

147

Schritt 4: Ergebnis

In der Tabelle 6 finden Sie nun alle Ergebnisse aus den vorhergehenden Schritten. Sie können jetzt in der Summen-Spalte die Zahlen zusammenzählen.

Das Entspannungstraining mit dem höchsten Punktewert ist für Sie am besten geeignet. Wenn mehrere Entspannungstrainings gleich hoch bewertet sind, dann können Sie nach den eigenen Vorlieben auswählen. Sie können natürlich auch verschiedene Übungen kombinieren. Zum Beispiel eignet sich die Kombination von Atemtraining mit Progressiver Muskelentspannung ausgezeichnet, um für den Alltag gut gerüstet zu sein.

Tabelle 6: Das maßgeschneiderte Entspannungstraining

	Atem	PR	AT	Medi-tation	Imagi-nation	Biofeed-back	Neuro-feedback
Beschwerden							
Ziele							
Stress – Körper							
Stress – Gedanken & Gefühle							
Vorlieben, Vorerfahrungen							
Summe							

Das Ergebnis – Mein/e Entspannungstraining/s:

1. ....

2. ....

3. ....

Die Analyse kann ergeben, dass verschiedene Entspannungstrainings vom Punktewert her annähernd gleichwertig sind. Welches Training sollte dann gewählt werden? Man kann einerseits sagen, „wer die Wahl hat, hat die Qual". Andererseits ist es vorteilhaft, aus einer Fülle von Entspannungstrainings auswählen zu können, im Wissen, dass jedes von diesen gut für die eigenen Ziele geeignet ist. Außerdem kann es für Sie noch effektiver sein, wenn Sie verschiedene Übungen miteinander kombinieren.

Jetzt, nachdem Sie Ihr maßgeschneidertes Entspannungstraining gefunden haben, geht es darum, die Übungen regelmäßig umzusetzen. Sie werden bereits nach einigen Tagen erste Wirkungen feststellen. Je regelmäßiger Sie üben, umso rascher stellt sich die Wirkung ein. Denken Sie auch zwischendurch im Alltag immer wieder an die Übungen. Wenn die Entspannung ein Teil des Alltags wird, dann sind Sie gut gewappnet, um gesund und leistungsfähig zu bleiben.

Lassen Sie Ihr Entspannungstraining Teil des Alltags werden!

Denken Sie bitte auch daran, einen Experten zu Rate zu ziehen, wenn Sie unter starken Beschwerden leiden. Die Entspannung ist *ein* Teil eines gesunden Lebensstils. Die beste Wirkung wird meistens durch eine Kombination von verschiedenen Ansätzen und Methoden erreicht. Neben den Selbstmanagement-Strategien ist häufig auch eine fachkundige Therapie durch Psychologen, Ärzte und andere Gesundheitsberufe sinnvoll. Diese Unterstützung dient dazu, dass nach einer genauen Analyse Ihrer Situation ein maßgeschneiderter Therapieplan erstellt wird, der Sie auf Ihrem Weg zur Gesundheit fördert.

Tipps und Tricks für den regelmäßigen Einsatz

Zeitaufwand

Bei Entspannungskursen taucht immer wieder die Frage nach dem Zeitaufwand für das Lernen eines Entspannungstrainings auf. Diese Frage sollte zwar nicht im Vordergrund beim Lernen von Entspannung stehen, schließlich geht es um Ruhe, Loslassen und Gelassenheit. Dennoch ist es verständlich, dass jene Entspannungstrainings bevorzugt werden, die innerhalb eines überschaubaren Zeitaufwandes den gewünschten Erfolg erbringen.
Folgende Darstellung gibt einen Überblick, wie einfach und wie schnell die verschiedenen Entspannungstrainings erlernbar sind. Betrachten Sie die Information als allgemeine Richtlinie. Diese orientiert sich an Durchschnittswerten von Personen, die Entspannungstrainings in der Gruppe oder im Einzelsetting gelernt haben. Individuelle Abweichungen sind selbstverständlich möglich; so kann es sein, dass eine Person besonders empfänglich für Imaginationen ist; in diesem Fall werden Imagination und Autogenes Training bereits nach einigen Übungen spürbare Wirkungen entfalten.

Trainings, die rasch und einfach zu erlernen sind
↘ Atemtraining
↘ Progressive Muskelentspannung – reloaded
Mit diesen Trainings sind meistens bereits nach den ersten Übungseinheiten Veränderungen spürbar. Die Vorteile sind die willkürlich beeinflussbare Atmung beim Atemtraining und die einfachen Übungen des Anspannens und Entspannens bei der Progressiven Muskelentspannung. Durch den praktischen Handlungsleitfaden bleiben die Gedanken bei der Entspannung und die Aufmerksamkeit wird immer wieder auf den Körper gelenkt.

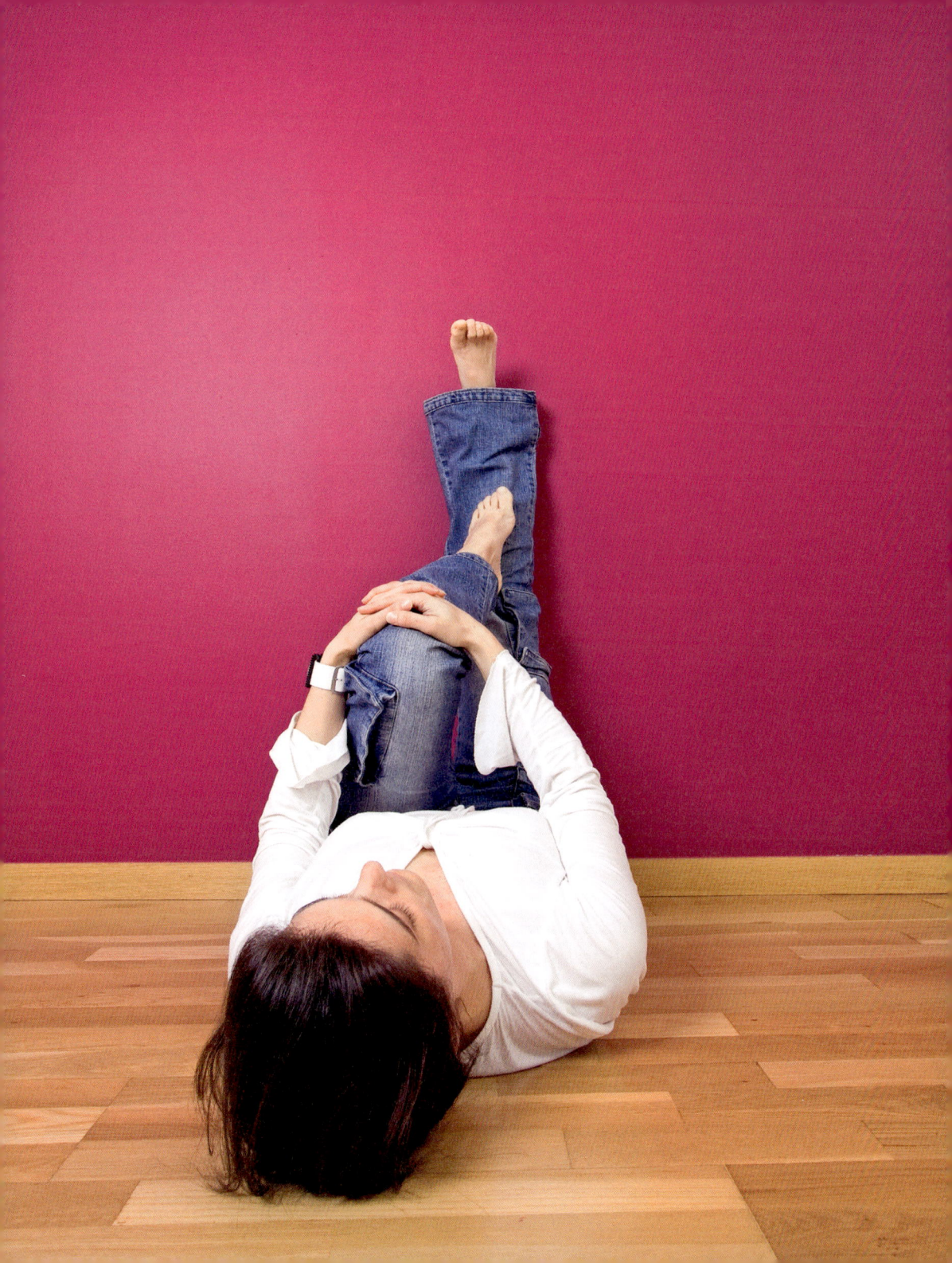

Trainings, die etwas Zeit zum Erlernen benötigen

↘ Autogenes Training (Kurzform)
↘ Achtsamkeits-Meditation
↘ Imagination

Diese Übungen benötigen meistens einige Wochen, damit sich die ersten Wirkungen entfalten. Außerdem ist es vorteilhaft, bereits etwas Muße mitzubringen. Personen, die sehr nervös, zappelig und gedanklich unruhig sind, haben mitunter Probleme bei den Suggestionen (Autogenes Training), der Konzentration auf die Atmung (Achtsamkeits-Meditation) oder den bildhaften Vorstellungen (Imagination). Entscheidend ist bei diesen Übungen, sich nicht unter Druck zu setzen, sondern sich die Zeit zu geben, die für die Entfaltung der Entspannung erforderlich ist.

Falls nach einigen Übungseinheiten noch kein Effekt eintritt, dann sollte eventuell zu Atemtraining oder Progressiver Muskelentspannung gewechselt werden. Nachdem mit diesen Verfahren eine gute Entspannung erreicht wurde, kann wieder zurückgewechselt werden. Der Erfolg wird sich dann leichter einstellen.

Trainings, die mit Computer-Unterstützung erlernbar sind

↘ Biofeedback
↘ Neurofeedback

Biofeedback und Neurofeedback nehmen in diesem Buch eine Sonderstellung ein, da sie mit Computer-Unterstützung stattfinden und nur mit professioneller Anleitung durch einen Neuro- und Biofeedback-Therapeuten erlernbar sind. Die Wirkungen entfalten sich beim Biofeedback sehr rasch, da das unmittelbare Feedback der Körperprozesse über einen Bildschirm und Lautsprecher den Lernprozess deutlich vereinfacht. Erste Effekte sind meistens bereits nach den ersten Einheiten vorhanden. Neurofeedback (basierend auf Gehirnwellen = EEG) benötigt je nach Anwendungsbereich 5–8 Einheiten, bis die ersten Wirkungen vorhanden sind.

Biofeedback und Neurofeedback sind auch für jene Personen geeignet, die mit den klassischen Entspannungstrainings nicht den gewünschten Erfolg erreicht haben. Oft sind das Personen, die sich zu wenig auf ihren Körper konzentrieren können oder einen „Beweis" für die psychophysiologischen Veränderungen benötigen. Dieser Beweis ist bei Biofeedback und Neurofeedback über die Messung der Körpervorgänge sehr schön möglich.

Wie gut lässt sich das Training in den Alltag integrieren?

Ein wichtiger Aspekt ist die Integration von Entspannung in den Alltag. Das Ziel ist der Transfer vom Entspannungstraining, das in Ruhe durchgeführt wird, in den normalen Ablauf des Tages. Je öfter Sie die Übungen zwischendurch oder während einer Aktivität abrufen können, umso wirkungsvoller werden die Übungen sein.

Trainings, die einfach zwischendurch geübt werden können

↘ Atemtraining
↘ Progressive Muskelentspannung – reloaded
↘ Biofeedback (die Übungen, die mithilfe eines Biofeedback-Systems gelernt wurden, können bereits nach wenigen Einheiten auch ohne Gerät zu Hause umgesetzt werden)
↘ Achtsamkeits-Meditation
↘ Neurofeedback (die Übungen, die mithilfe eines Neurofeedback-Systems gelernt wurden, können bereits nach wenigen Einheiten auch ohne Gerät zu Hause umgesetzt werden)

Diese Trainings können in vereinfachter Form sehr gut in kurzen Pausen im Alltag und auch während verschiedener Aktivitäten umgesetzt werden.

Ein entspannter Atemrhythmus und eine entspannte Körperhaltung mit lockerer Muskulatur können nach einiger Übung im Alltag gut umgesetzt werden, sowohl in der Freizeit als auch bei der Arbeit. Achten Sie einfach darauf, wie sich Atmung und Muskelspannung beim Schreiben am PC oder bei der Hausarbeit verändern. Sie werden bemerken, dass Sie dazu neigen, den Atem anzuhalten und auch jene Muskeln anzuspannen, die Sie gar nicht für die Arbeit benötigen – wie zum Beispiel die Stirnmuskeln. Wenn Ihnen dies bewusst wird, dann sind Sie der Entspannung im Alltag bereits einen wichtigen Schritt nähergekommen. Sie brauchen dann einfach nur loszulassen.

Die Übungen, die mit Biofeedback erlernt wurden, können ebenfalls bei täglichen Aktivitäten abgerufen werden. Dabei ist es hilfreich, sich die Abbildungen, die während des Biofeedback-Trainings am Monitor sichtbar waren, wieder vorzustellen. Zum Beispiel die Linie der Stirn-Muskelspannung, die zunehmend absinkt und dadurch Entspannung anzeigt.

Achtsamkeit ist eine Grundhaltung, die sich generell während des Tages empfiehlt. Achtsamkeit kann während der Arbeit, beim Praktizieren von Hobbys sowie beim Plaudern mit Freunden umgesetzt werden. Es geht darum – wie bereits im Abschnitt „Achtsamkeit" (siehe S. 105 ff.) genauer beschrieben – im Hier und Jetzt zu sein, ganz bewusst das wahrzunehmen, was gerade jetzt geschieht. Je mehr Sie die Achtsamkeit im Alltag umsetzen, umso mehr befinden Sie sich im Rhythmus des Lebens.

Neurofeedback zur Erlangung eines entspannten mentalen Zustandes ist der Achtsamkeits-Meditation ähnlich. Wenn einmal gelernt wurde, die Gehirnwellen willkürlich zu verändern – wie den Alpha-Zustand zu erhöhen –, dann kann dies nach einiger Übung auch im Alltag integriert werden.

Trainings, die für die Umsetzung Ruhe benötigen
↘ Autogenes Training (Kurzform)
↘ Imagination

Diese Trainings erfordern bereits etwas Ruhe und Muße, um damit Erfolg zu haben. Autogenes Training und Imagination beruhen auf Vorstellungen und Suggestionen, beim Autogenen Training sind dies Wörter, bei der Imagination Bilder. Diese Vorstellungen sind zu Beginn leicht störbar durch Alltagsgedanken und Aktivitäten. Die Umsetzung in kurzen Pausen gelingt im Wesentlichen erst nach mehreren Wochen des Übens, meist nach etwa zwei Monaten.

Fallbeispiel

Frau Sorgenvoll ist als leitende Angestellte in einem mittleren Betrieb tätig. Vor Kurzem wurde sie befördert. Sie ist für zehn Mitarbeiter verantwortlich. Der Beruf macht ihr Spaß, sie kann jedoch nicht gut delegieren, macht lieber alles selbst („Darauf kann ich mich verlassen") und möchte auch den Mitarbeitern nicht zu viel zumuten. Privat ist sie verheiratet und hat zwei Kinder im Alter von vier und acht Jahren. Ihr Ehemann ist als Tischler selbstständig und oft auch am Wochenende in der Firma. Ihre Eltern wohnen im Nebenhaus und waren bisher eine große Hilfe bei der Kindererziehung. Vor zwei Monaten jedoch hatte ihr Vater einen Schlaganfall, der ihn zu einem Pflegefall machte. Die Mutter kann somit nicht mehr die Kinderbetreuung am Nachmittag übernehmen. Frau Sorgenvoll musste deshalb eine Nachmittagsbetreuung für die Kinder organisieren; mit dieser ist sie aber nicht zufrieden. Zeit für Hobbys ist rar. Sie hat das Gefühl „wie ein Hamster im Rad zu laufen". Schlafen kann sie bereits seit einem halben Jahr nicht mehr gut, sie fühlt sich tagsüber oft ausgelaugt und leer. Sie ist auch nicht mehr so belastbar wie früher, reagiert rasch gereizt, wenn die Kinder etwas fordern. Insgesamt fühlt sie sich nicht mehr wohl und weiß, dass sie etwas an ihrem Lebensstil ändern muss.

Schritt 1: Ausgangslage

Frau Sorgenvoll will Entspannung lernen, da sie sich oft energielos, müde und überlastet fühlt. Ein Selbsttest hat ein leichtes Burn-out mit depressiver Verstimmung ergeben.

Die Ergebnisse sind eingeringelt. Die Summe wird in die Ergebnistabelle (Schritt 4) übertragen.

Für welche Beschwerden ist welches Entspannungstraining geeignet?

Beschwerden	Atem	PR	AT	Medi-tation	Imagi-nation	Biofeed-back	Neuro-feedback
Angst, Nervosität	×	×	×	o	o	×	×
Atembeschwerden	×	o	o	–	o	×	–
Burn-out (Erschöpfung)	(×)	(×)	o	(×)	(×)	(×)	(×)
Depression	o	o	o	(×)	(×)	o	(×)
Grübeln, kreisende Gedanken	o	o	o	×	×	o	×
Herz-Kreislauf-Beschwerden	×	o	o	o	o	o	o
Immunsystem	×	o	×	×	×	×	–
Magen-Darm-Beschwerden	×	o	×	o	o	×	–
Schlafstörungen	×	×	×	×	×	×	×
Spannungskopfschmerz	o	×	–	–	–	×	–
Schmerz – Migräne	o	o	o	–	–	×	–
Schmerz – Rücken	o	×	–	–	–	×	–
Schmerz – innere Organe	×	o	×	o	×	×	–
Schwindel	o	×	o	o	o	×	–
Somatoforme Störungen	×	×	×	o	o	×	o
Stress	(×)	(×)	(×)	(×)	(×)	(×)	o
Tinnitus, Hörsturz	o	×	o	o	o	×	o
Unruhe	×	×	×	×	×	×	o
Summe	**2**	**2**	**1**	**3**	**3**	**2**	**2**

Als Ziel ist Frau Sorgenvoll vor allem mehr Energie im Alltag wichtig. Die Ergebnisse sind fett gedruckt. Die Summe wird in die Ergebnistabelle (Schritt 4) übertragen.

Entspannungstrainings zur Gesundheitsförderung

Gesundheitsförderung Ziel	Atem	PR	AT	Medi-tation	Imagi-nation	Biofeed-back	Neuro-feedback
Erholung & Regeneration	×	×	×	×	×	×	o
Energie, Leistungsfähigkeit, Konzentration	(×)	o	o	(×)	(×)	o	(×)
Summe	**1**			**1**	**1**		**1**

Schritt 2: Stress-Analyse

Die Ergebnisse von Frau Sorgenvoll sind fett gedruckt. Die Summe wird in die Ergeb-nistabelle (Schritt 4) übertragen.

Das körperliche Stressprofil: Frau Sorgenvoll spürt unter Stress häufig Atembeschwer-den und Verspannungen der Muskulatur. Die dazu passenden Entspannungstrainings werden markiert und in der Summenzeile zusammengezählt.

Die Stress-Analyse: Wie der Körper auf Stress reagiert

Körperliche Stress-Symptome	Atem	PR	AT	Medi-tation	Imagi-nation	Biofeed-back	Neuro-feedback
Atmung schnell, flach, ungleichmäßig, Brustkorbatmung	⊗	o	⊗	⊗	o	⊗	–
Muskulatur Verspannung bzw. Schmerzen in Stirn, Schultern, Rücken etc.	o	⊗	o	o	o	⊗	o
Muskelzucken, Muskeltics	o	×	o	o	o	×	×
Schwitzen der Hände, Stirn, des Körpers	o	o	×	o	o	×	–
Durchblutung Kalte Hände oder Füße, allgemeines Kältegefühl	o	o	×	o	×	×	–
Herz-Kreislauf-System Herzfrequenz erhöht (über 80 Schläge/min), Herzklopfen, Blutdruck erhöht	×	o	×	×	o	×	–
Verdauung Völlegefühl, Durchfall, Verstopfung, Reizmagen etc.	×	o	×	o	o	×	–
Zittern, hektisches Verhalten	×	×	o	o	o	×	o
Summe	**1**	**1**	**1**	**1**		**2**	

Das gedankliche und emotionale Stressprofil: Frau Sorgenvoll beklagt kreisende Gedanken, nicht abschalten zu können und Konzentrationsprobleme. Bei den emotionalen Stress-Symptomen ist vor allem ein Energiemangel mit emotionaler Erschöpfung, Müdigkeit und innerer Leere das Problem.

Die dazu passenden Entspannungstrainings werden markiert und in der Summenzeile zusammengezählt.

Das Stressprofil für Gedanken & Gefühle

Stress-Symptome Gedanken und Gefühle	Atem	PR	AT	Medi-tation	Imagi-nation	Biofeed-back	Neuro-feedback
Gedankliche Stress-Symptome wie kreisende Gedanken, Grübeln, Leere im Kopf, Konzentrationsprobleme, nicht abschalten können	o	o	o	⊗	⊗	o	⊗
Emotionale Stress-Symptome mit Energiemangel wie emotionale Erschöpfung, Müdigkeit, depressive Stimmung, innere Leere	⊗	o	o	⊗	⊗	⊗	⊗
Emotionale Stress-Symptome mit Energiefülle wie Nervosität, Unruhe, Gereiztheit, Angst, Unzufriedenheit	×	×	×	o	×	×	o
Summe	1			2	2	1	2

Schritt 3: Vorlieben und Vorerfahrungen

Frau Sorgenvoll hat bereits früher ein Atemtraining in einem Schnupperkurs probiert. Das Training hat ihr gut gefallen, aufgrund der „fehlenden Zeit" hat sie es jedoch wieder aufgegeben. Eine Freundin hat ihr Achtsamkeits-Meditation wärmstens empfohlen. Das klingt für Frau Sorgenvoll besonders interessant, da die Freundin ähnliche Probleme hatte und jetzt viel ausgeglichener ist.

Vorlieben und Vorerfahrungen

	Atem	PR	AT	Medi-tation	Imagi-nation	Biofeed-back	Neuro-feedback
Vorlieben, Vorerfahrungen	(×)	×	×	(×)	×	×	×

Schritt 4: Ergebnis

Alle Ergebnisse aus den Analyse-Schritten werden in die Ergebnis-Tabelle übertragen. Auf der rechten Seite werden die Zahlen pro Entspannungstraining zusammengezählt. Das Training mit dem höchsten Wert ist am besten geeignet.

Das maßgeschneiderte Entspannungstraining

	Atem	PR	AT	Medi-tation	Imagi-nation	Biofeed-back	Neuro-feedback
Beschwerden	2	2	1	3	3	2	2
Ziele	1			1	1		1
Stress – Körper	1	1	1	1		2	
Stress – Gedanken & Gefühle	1			2	2	1	2
Vorlieben / Vorerfahrungen	1			1			
Summe	**6**	**3**	**2**	**8**	**6**	**5**	**5**

Für Frau Sorgenvoll sind somit folgende Entspannungstrainings besonders empfehlenswert:

↘ Achtsamkeits-Meditation (Summe 8)

↘ Atemtraining (Summe 6)

↘ Imagination (Summe 6)

↘ Biofeedback (Summe 5)

↘ Neurofeedback (Summe 5)

Frau Sorgenvoll wählt eine Kombination von Achtsamkeits-Meditation mit Atemtraining. Bereits nach einigen Tagen bemerkt sie eine Besserung des Wohlbefindens. Nach fünf Wochen sind die Beschwerden deutlich gesunken, sie kann wieder besser schlafen und fühlt sich energievoller und gelassener.

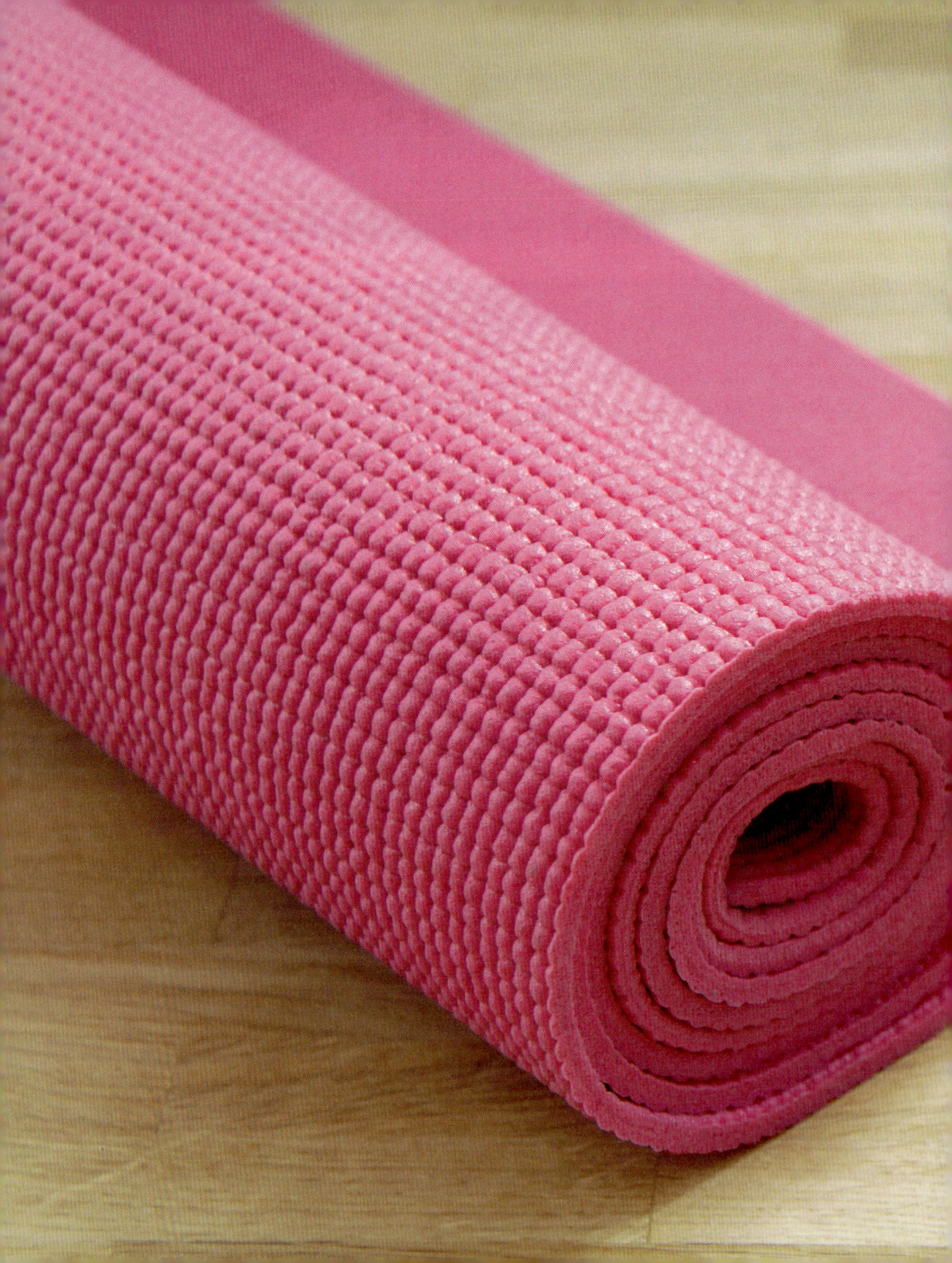

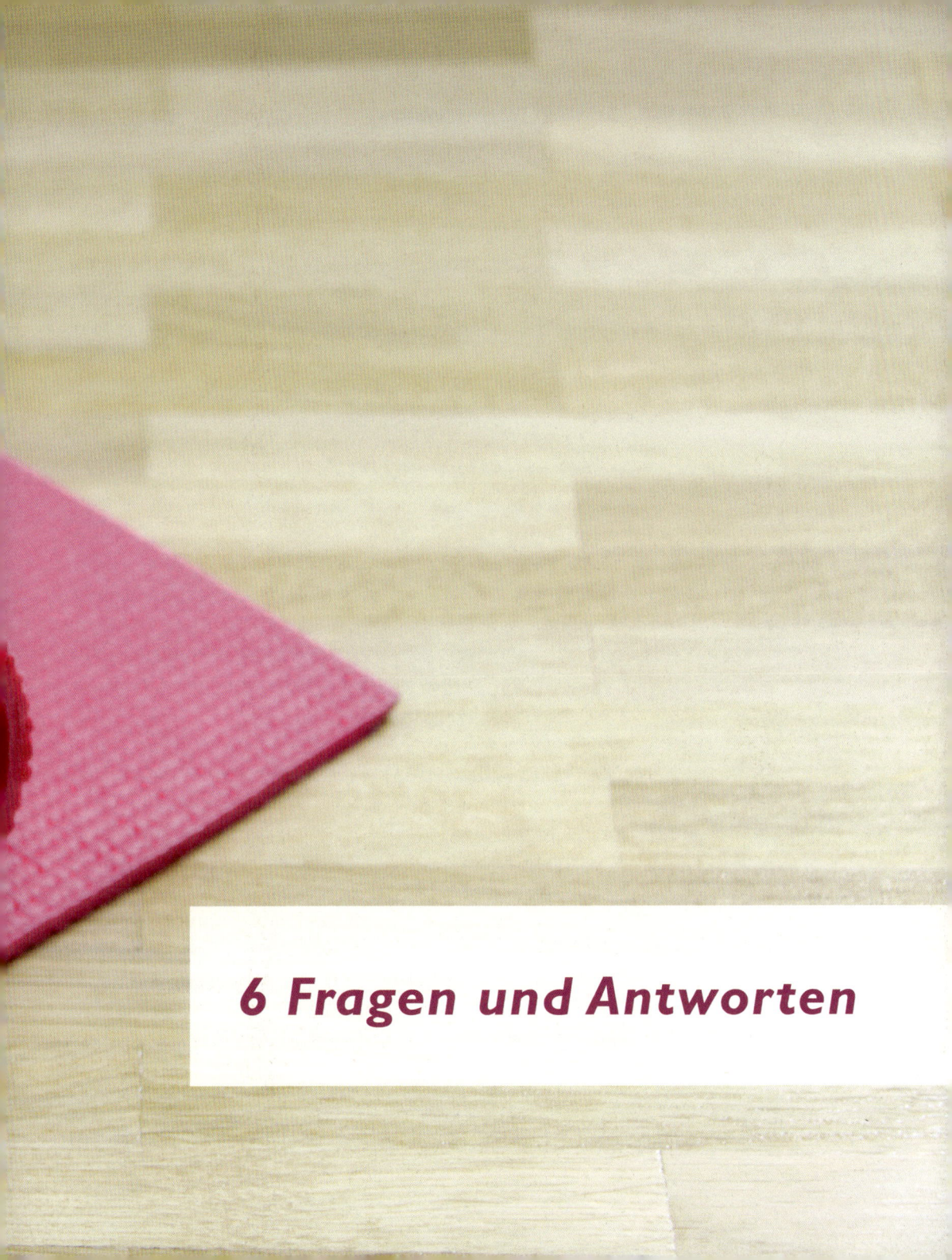

6 Fragen und Antworten

„You don't have to like it, you just have to do it." (Jon Kabat-Zinn, 2009)

Welcher Zeitpunkt ist am besten für die Entspannung?

Am besten üben Sie zu einer festgelegten Tageszeit. Entspannung soll genauso ein fixer Bestandteil des Tages werden wie Zähneputzen, das Frühstück oder die Dusche am Abend. Wenn Sie einen bestimmten Teil des Tages für die Entspannung reservieren, wird es Ihnen leicht fallen, die Entspannung regelmäßig umzusetzen. Sie bekommen dann einen natürlichen Rhythmus, auf den sich Psyche und Körper einstellen. Es ist wichtig, einen Zeitpunkt auszuwählen, an dem Sie nicht zu müde sind, um nicht während des Trainings einzuschlafen. Spät am Abend oder nach dem Mittagessen sind meistens keine günstigen Zeitpunkte zur Entspannung.

Wie kann ich mich motivieren, die Übungen täglich durchzuführen?

Damit Sie die Übungen konsequent umsetzen können, brauchen Sie eine Vision. Eine Vision, was Sie in ein paar Monaten oder einigen Jahren erreichen wollen. Sie kann Gesundheit bedeuten, Leistungsfähigkeit oder Gelassenheit im Alltag. Auf jeden Fall ist es wichtig, die Vision positiv zu formulieren, damit eine „Hinzu-Motivation" entstehen kann.

In kritischen Zeiten können Sie sich die Vision verinnerlichen, um bei Ihrem Plan zu bleiben. Wie Jon Kabat-Zinn formuliert es treffend: „Sie müssen Entspannung nicht lieben, sondern einfach tun." Wenn Sie zu dem Tun auch noch bemerken, dass Ihnen die Entspannung gut tut, dann kommt das „lieben" von selbst dazu.

Ist es in Ordnung, wenn ich bei der Entspannung einschlafe?

Das Ziel der Entspannung ist ein angenehmer Zustand des Wohlbefindens mit verschiedenen positiven Wirkungen auf der Körperebene und der psychischen Ebene. Außer zur Förderung des Einschlafens wird ein ausgeglichener, erholter Zustand angestrebt, bei dem Sie wach sind. Deshalb ist es wichtig, eine angenehme Haltung einzunehmen, jedoch nicht so angenehm, dass Sie dazu verführt sind, einzuschlafen.

Bei der Achtsamkeits-Meditation gehen wir noch einen Schritt weiter; hier geht es darum, vollkommen wach zu werden („to fall awake") und nicht einzuschlafen („to fall asleep"). Das ist auch der Grund dafür, eine aufrechte Haltung einzunehmen (z. B. Schneidersitz, auf Sitzpolster), wodurch die Wachheit gefördert wird.

Bei den anderen Entspannungsverfahren ist es üblich, sich anzulehnen oder auf dem Boden zu liegen. Diese „entspannten" Haltungen sind gut geeignet, um das Loslassen und Deaktivieren zu unterstützen. Wach sollten Sie aber dennoch bleiben. Wenn Sie bei der Entspannung im Liegen bemerken, dass Sie zu müde werden und zu dösen beginnen, dann ist es günstig, eine sitzende Position einzunehmen. Wenn Sie auch beim Sitzen schläfrig werden, dann rutschen Sie mit dem Gesäß etwas nach vorne, damit der Rücken nicht mehr unterstützt wird und Sie ganz aufrecht bleiben. Wenn auch das nicht hilft, dann liegt die Müdigkeit wahrscheinlich daran, dass Sie an einem ungünstigen Tageszeitpunkt üben. Wählen Sie dann einen Zeitpunkt, an dem Sie ausreichend Zeit zum Üben haben, jedoch nicht zu müde sind.

Wie kann ich mit Hindernissen, die mich vom Training abhalten könnte, umgehen?

Es ist wichtig, mögliche Hindernisse zu berücksichtigen und zu überlegen, wie Sie damit umgehen können. Betrachten Sie die Hindernisse mehr als Herausforderungen, die es zu lösen gilt. Wenn Sie sich bereits jetzt einen Plan überlegen, dann kann Sie (fast) nichts mehr auf Ihrem Entspannungs-Weg aufhalten.

Die häufigsten Hindernisse und Lösungsmöglichkeiten

Die Familie

Ihre Familie ist es vielleicht gewohnt, dass Sie ständig zur Stelle sind. Vielleicht haben Sie Ihre Lieben ja auch diesbezüglich zu sehr verwöhnt? Was können Sie also tun, um sich einen Freiraum für die Entspannung zu schaffen? Als ersten Schritt informieren Sie Ihren Partner und die Kinder, dass Sie beginnen, regelmäßig Entspannungsübungen durchzuführen. Erzählen Sie, worum es bei der Entspannung geht und warum diese für Sie wichtig ist. Je mehr Ihre Familienmitglieder das verstehen können, umso mehr werden Sie akzeptieren, dass Sie sich die Zeit für die Entspannung nehmen. Suchen Sie sich einen Tageszeitpunkt aus, an dem Sie Zeit und Ruhe für sich haben. Vielleicht am Vormittag, wenn die Kinder in der Schule sind. Oder in der Mittagspause oder vielleicht doch am Abend.

Bequemlichkeit

Auch Bequemlichkeit kann ein Hindernis für das regelmäßige Üben von Entspannung darstellen. Besonders nach einem anstrengenden Arbeitstag können die Couch und der Fernseher eine nahezu unüberwindbare Versuchung darstellen. Mit einem guten Motivationsplan gelingt es, dieses Hindernis zu überwinden. Reservieren Sie einen bestimmten Tageszeitpunkt für die Entspannung, halten Sie sich die Vorteile der Übungen vor Augen. Schieben Sie nichts auf, fangen Sie am besten gleich jetzt an!

Zu wenig Erfolg

Entspannung benötigt einige Zeit des Übens, damit spürbare Wirkungen auftreten. Die ersten Wirkungen sind oft schon nach einigen Tagen zu bemerken. Bei chronischen Beschwerden, wie z.B. Schmerzen, ist jedoch eine längere Übungsphase erforderlich, damit eine Veränderung eintritt. Eine Teilnehmerin mit chronischen Rückenschmerzen aufgrund einer Wirbelsäulen-Verkrümmung (Skoliose) hatte während eines Entspannungskurses für Progressive Muskelentspannung über die gesamten acht Wochen keine Besserung bemerkt. Auch zum Ende des Kurses hatte Sie gemeint, dass die Übungen zwar angenehm waren, sich die Schmerzen jedoch nicht gebessert hätten. Zwei Monate später habe ich diese Frau zufällig getroffen. Sie hat mir strahlend erzählt, dass sie nicht aufgegeben hätte und auch nach Ende des Kurses täglich üben würde. Und ein Monat später habe sich die Wirkung gezeigt. Der Schmerz sei um 50 % weniger geworden! Das ist ein schönes Beispiel dafür, dass sich regelmäßiges Üben lohnt.

Es kann aber auch sinnvoll sein, das Entspannungstraining mit anderen Übungen zu kombinieren. Prüfen Sie nochmals die Ergebnisse der „4 Schritte zum maßgeschneiderten Entspannungstraining" und probieren Sie die Trainings aus, die an 2. oder 3. Stelle stehen.

Verlust des Interesses

Für die Motivation ist es hilfreich, wenn Sie ein Entspannungstraining wählen, das Sie interessiert, mit dem Sie Ihre Ziele erreichen und das eine spürbare Wirkung entfaltet. Zu Beginn ist vieles noch neu und interessant. Nach einigen Wochen wird das Entspannungstraining mehr und mehr zur Routine. Das ist einerseits gut so, da Sie sich dadurch immer besser fallen lassen können. Andererseits verliert es dadurch den Reiz des Neuen. Das kann nach einiger Zeit dazu führen, dass Sie das Interesse am Entspannungstraining verlieren. Einer der Hauptgründe, weshalb nach einer Phase des Aufbruchs und Ehrgeizes eine Phase der Ernüchterung mit Verlust des Interesses eintritt.

Sosehr es das Ziel ist, ein Entspannungstraining zu wählen, das Ihnen gefällt, so ist es auch eine Tatsache, dass Entspannung nicht unbedingt spannend ist. Sie wollen ja auch ent-spannen! Dennoch gelingt es durch bestimmte Tricks und mentale Einstellungen, das Interesse zu bewahren.

Entspannung ist das Gegenteil von Anstrengung, und doch leisten Sie bei der Entspannung eine ganze Menge. Wir sind es jedoch gewohnt, Leistung mit Anstrengung zu verbinden. Das erklärt auch, weshalb es vielen Menschen schwer fällt, loszulassen, besonders dann, wenn man ein Ziel vor Augen hat. Das Ziel der Entspannung wird durch bewusstes Loslassen erreicht. Loslassen heißt jedoch nicht Nichtstun, sondern durch bestimmte Übungen einen entspannten Zustand zu fördern. Bei der Achtsamkeits-Meditation hat das Nichtstun eine besondere Bedeutung.

Um den Reiz des Neuen in die täglichen Übungen einzubeziehen, können Sie verschiedene Übungen kombinieren. So haben Sie Abwechslung bei den Übungen.

Keine Zeit haben

Keine Zeit zu haben ist ein anderer Ausdruck dafür, dass Ihnen die Entspannung nicht so wichtig ist und andere Aktivitäten eine höhere Bedeutung haben. Nachdem die Entspannung in Ihrem Leben neu ist, gilt es einen Platz dafür zu finden. Was aber tun, wenn der gesamte Tag bereits vollständig verplant ist? Machen Sie sich die Wichtigkeit der Entspannung bewusst und was Sie mit der Entspannung erreichen wollen – Wohlbefinden, Leistungsfähigkeit oder Gesundheit. Wählen Sie dann einen günstigen Tageszeitpunkt aus, an dem Sie etwas Ruhe haben. Koppeln Sie die Entspannung mit anderen Routinetätigkeiten. Vor dem Abendessen, in der Mittagspause oder als Start in den Tag nach dem Aufstehen.

Sobald Sie für die Entspannung einen Platz in Ihrem Leben gefunden haben und ein bis zwei Monate regelmäßig geübt haben, entwickelt sich ein Rhythmus, der es Ihnen erleichtert, die Entspannung dauerhaft in Ihr Leben zu integrieren.

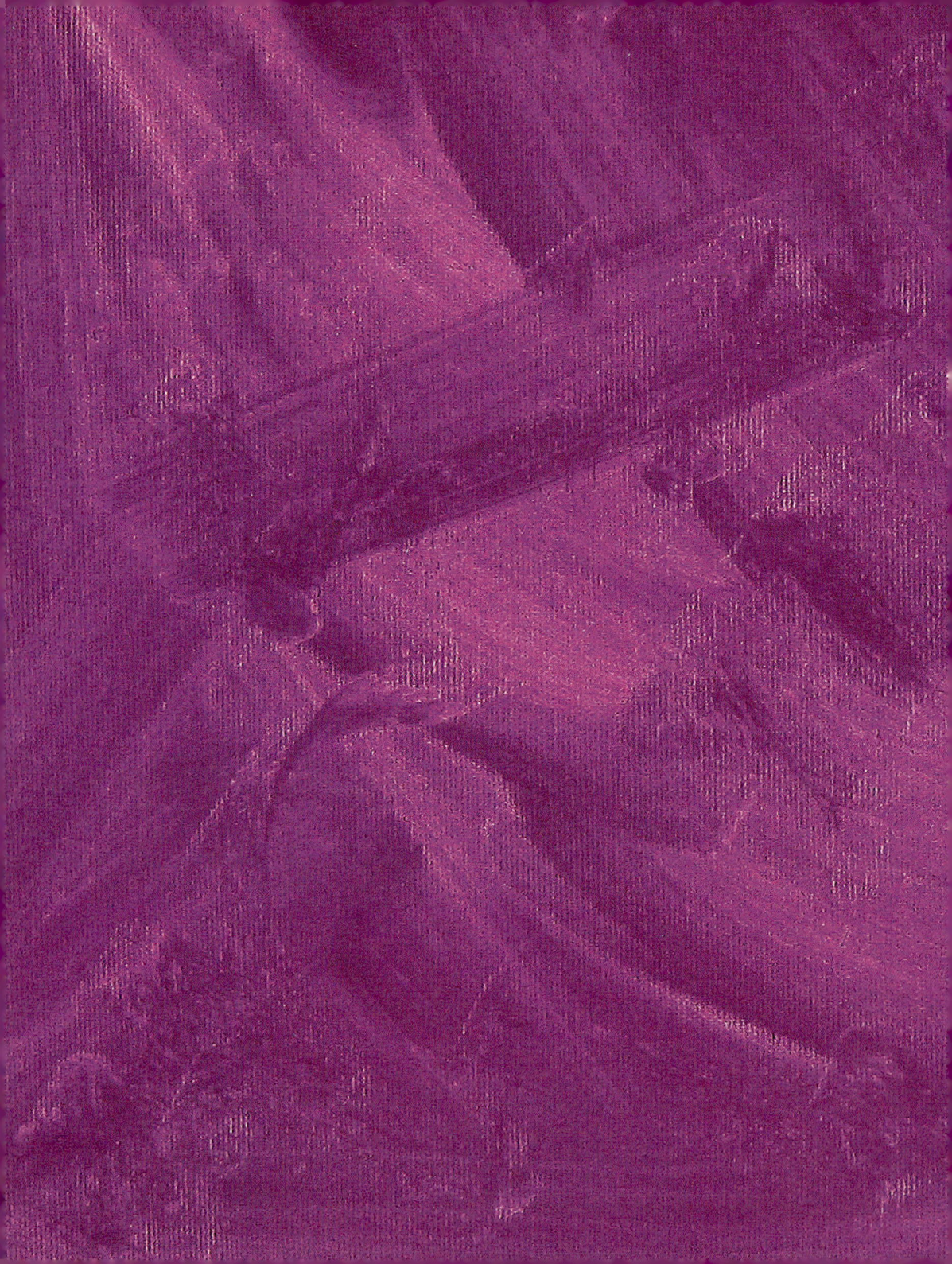

Anhang

Die Entspannungs-CD

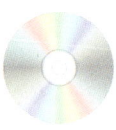

Sie haben mit diesem Buch auch eine Entspannungs-CD erworben, die Ihnen den Einstieg in die Entspannung besonders leicht macht. Sie finden auf der CD alle Entspannungstrainings außer Biofeedback und Neurofeedback. Die Schritt-für-Schritt-Anleitungen machen das Training besonders angenehm. Sie können es sich einfach bequem machen und vollkommen auf die Übungen konzentrieren. Die CD enthält eine spezielle Entspannungsmusik, die von Andreas Radovan und Norman Schmid gemeinsam entwickelt wurde. Sie werden bemerken, wie Sie durch den Rhythmus der Musik einfach und angenehm in die Entspannung hineingeführt werden.

Die einzelnen Entspannungsübungen dauern zwischen 15 und 20 Minuten und können dadurch bequem in den Alltag eingebaut werden. Sie können die Übungen selbstverständlich auch miteinander kombinieren. Ihrer Kreativität sind dabei keine Grenzen gesetzt.

Zur Übersichtlichkeit sind die auf der CD enthaltenen, gesprochenen Schritt-für-Schritt-Anleitungen hier abgedruckt. Diese sind etwas kompakter als die unter Kapitel 4 „Die Praxis der Entspannung" angeführten.

Der Inhalt der CD im Überblick:

↘ Atemtraining

↘ Progressive Muskelentspannung – reloaded

↘ Autogenes Training (Kurzform)

↘ Achtsamkeits-Meditation

↘ Imagination

Atemtraining

Track 1

Die Praxis der Bauchatmung: Schritt für Schritt

1. Suchen Sie sich einen bequemen Platz und nehmen Sie eine angenehme Haltung ein. Wenn Sie entspannen, loslassen und Körper und Geist deaktivieren möchten, legen Sie sich auf eine bequeme Unterlage oder lehnen Sie sich in einem Entspannungs-stuhl zurück. Wenn Sie wach, aufmerksam und ruhig sein möchten, nehmen Sie eine sitzende aufrechte Haltung ein.

2. Legen Sie Ihre Hände bequem auf die Oberschenkel oder neben sich.

3. Nehmen Sie sich Zeit für die Atem-Entspannung und schließen Sie die Augen.

4. Lassen Sie alle Gedanken an den Alltag zurück. Wenn Gedanken vom Alltag kom-men, lassen Sie diese weiterziehen wie Wolken am Himmel. Kehren Sie immer wie-der zur Atmung zurück, auch wenn Sie dazwischen mit Ihren Gedanken abdriften.

5. Lenken Sie dann Ihre Aufmerksamkeit auf die Atmung.

6. Atmen Sie ganz bewusst ein, indem Sie die Luft durch die Nase (oder den Mund) einatmen. Spüren Sie der Luft, die Sie einatmen, den ganzen Weg von der Nase bis in die Lunge nach. Achten Sie darauf, wie die Luft von der Nase über die Luftröhre in die Lunge und die Bronchien fließt. Wie sich dabei Nase, Mund, Hals, Brustkorb und Bauch anfühlen. Spüren Sie, wie sich beim vollständigen Einatmen der Bauch nach außen wölbt, indem das Zwerchfell nach unten gedrückt wird.

7. Nachdem Sie vollständig eingeatmet haben, machen Sie eine kurze Atempause und atmen Sie dann wieder vollständig aus. Gehen Sie auch hier wieder mit der Auf-merksamkeit den Weg der Luft mit. Von der Lunge über die Atemwege zur Nase. Achten Sie darauf, wie die Luft aus dem Körper streicht, sich das Zwerchfell ent-spannt, der Bauch wieder zurückgeht und die Luft komplett aus dem Körper weicht.

8. Wiederholen Sie dieses bewusste Ein- und Ausatmen immer wieder. Machen Sie sich alle Empfindungen ganz bewusst. Einfach ein- und wieder ausatmen.

9. Dabei ist es wichtig, dass Sie möglichst durch den Bauch atmen. Der Brustkorb sollte so ruhig wie möglich bleiben. Zur Kontrolle können Sie eine Hand auf den Bauch legen und die andere auf den Brustkorb. Wenn sich vor allem die Hand auf dem Bauch mitbewegt, dann haben Sie einen gut ausgeprägten Bauchatemrhythmus.

10. Die gesamte Dauer der entspannten Bauchatmung sollte mindestens 10 bis 15 Minuten betragen.

11. Zum Abschluss schließen Sie die Entspannung ab, indem Sie ein paar Mal tief ein- und wieder ausatmen, die Hände und Beine etwas bewegen, schütteln und strecken, dann die Augen wieder öffnen, um wieder ganz zurückzukommen in das Hier und Jetzt.

Progressive Muskelentspannung – reloaded

Track 2

Die Praxis der Progressiven Muskelentspannung – reloaded: Schritt für Schritt

1. Sich Zeit nehmen, einen ungestörten Ort aufsuchen, sich keinen Druck geben. Legen Sie sich ganz bequem auf die Unterlage; achten Sie darauf, dass die Kleidung angenehm ist; lockern Sie eventuell den Gürtel; Sie können auch die Schuhe ausziehen, wenn das für Sie angenehmer ist.

2. Kontakt mit dem Körper aufnehmen. Nehmen Sie sich Zeit für das Entspannungstraining und nehmen Sie dann Kontakt mit dem Körper auf.

3. Kontakt mit dem Atem aufnehmen. Spüren Sie, wie der Atem die Bauchdecke hebt und senkt. Atmen Sie ganz ruhig und gleichmäßig ein und wieder aus.

4. Gedanken vorbeiziehen lassen wie Wolken am Himmel. Lenken Sie die gesamte Aufmerksamkeit auf den Körper. Lassen Sie Gedanken vom Alltag einfach weiterziehen.

5. Anspannphase: ca. 5 Sekunden, Entspannphase: ca. 20–30 Sekunden.

6. Stirnmuskulatur: Augenbrauen hochziehen, Stirnmuskulatur anspannen (die Spannung spüren) und wieder entspannen, die Empfindungen der Entspannung wahrnehmen und mit dem vorherigen Anspannungszustand vergleichen.

7. Obere Gesichtsmuskulatur: Augen zupressen und Nase rümpfen – entspannen

8. Untere Gesichtsmuskulatur: Lippen und Zähne zusammenpressen, anspannen – entspannen

9. Hals-, Nacken- und Schultermuskulatur: Schultern hochziehen, Kinn Richtung Brust ziehen – entspannen

10. Oberarme, Unterarme und Hände: Fäuste ballen, Oberarme anspannen – entspannen

11. Oberer Rücken und Brustkorb: Schultern hinter dem Rücken zusammenziehen, gegen die Unterlage drücken und oberen Brustkorb dehnen – entspannen

12. Bauchmuskulatur: Bauch herausstrecken und fest werden lassen – entspannen

13. Unterer Rücken: Kreuz auf den Boden drücken, Becken etwas kippen – entspannen

14. Gesäß und Beckenboden: Gesäßbacken zusammenpressen, Beckenbodenmuskulatur anspannen – entspannen

15. Beine und Füße: Zehen und Füße im rechten Winkel zum Bein durchstrecken, Zehen Richtung Kopf ziehen, Beine anspannen – entspannen

16. Ruhe und Entspannung genießen, die Entspannung auf den ganzen Körper ausbreiten lassen, spüren, wie der Atem ganz ruhig und gleichmäßig aus- und einströmt

17. Zurücknehmen: mit drei tiefen Atemzügen kräftig ein- und ausatmen; Finger, Hände und Arme bewegen; strecken und Augen öffnen. Sich wieder im Hier und Jetzt orientieren, etwas verweilen und dann aufsetzen und aufstehen.

Autogenes Training – Kurzform

Track 3

Erste Übung: Ruhe und Schwere

1. Sich Zeit nehmen, eine angenehme Position einnehmen; legen Sie sich ganz bequem auf die Unterlage, achten Sie auf eine bequeme Kleidung, lockern Sie eventuell den Gürtel.

2. Nehmen Sie sich Zeit für die Entspannung. Wählen Sie jene Körperposition, in der Sie sich am wohlsten fühlen, im Sitzen oder im Liegen.

3. Grundhaltung: passive Konzentration.

4. Während der Übungen ist es wichtig, dass Sie sich vollständig auf die jeweiligen Körperbereiche konzentrieren. Wiederholen Sie die Formeln innerlich mehrmals hintereinander. Einfach ruhig und langsam wiederholen. Geben Sie sich keinen Druck, sondern lassen Sie einfach die Reaktionen des Körpers geschehen.

5. Sie bleiben so lange beim ersten Übungsabschnitt, bis Sie die Veränderungen im Körper gut wahrnehmen können. Erst dann gehen Sie zur nächsten Übung weiter. Dieses Prinzip gilt für alle Übungen.

6. Ruhe- und Schwere-Übung: „Ich bin ganz ruhig. Mein rechter (linker) Arm ist ganz schwer." Achten Sie intensiv auf den rechten Arm. Wiederholen Sie die Formeln mehrmals hintereinander (ca. 6 Mal) und achten Sie auf kleine Veränderungen im rechten Arm. Sie können nichts erzwingen, sondern lassen es einfach geschehen.

7. Nehmen Sie sich für die Ruheformel ca. 1 Minute Zeit und danach für die Schwere-Übung ca. 2–3 Minuten.

8. Die Entwicklung der Schwere im rechten (linken) Arm tritt häufig bereits in der ersten Übungseinheit auf, manchmal erst nach einigen Übungen. Geben Sie sich die Zeit, die Sie benötigen. Durch wiederholtes Üben werden Sie die Veränderungen immer besser steuern können.

9. Schwere in beiden Armen.

10. Wenn Sie die Schwere im rechten (linken) Arm gut spüren können, gehen Sie mit der Aufmerksamkeit in den anderen Arm. Wiederholen Sie die Formel auch hier. „Mein linker (rechter) Arm ist ganz schwer." Wiederholen Sie die Formel ca. 6 Mal.

11. „Beide Arme sind ganz schwer."

12. „Die Beine sind ganz schwer."

13. Wenn Sie die Ruhe und Schwere im rechten (linken) Arm noch nicht gut wahrnehmen können, dann bleiben Sie bei diesem Arm und schließen Sie die Übung mit dem Zurücknehmen ab.

14. Zurücknehmen: Am Ende dieser Übung (oder nach der Übung mit dem dominanten Arm) steigen Sie wieder aus der Entspannung aus. Beugen und strecken Sie die Arme mehrmals energievoll. Atmen Sie zwei- bis dreimal tief ein und wieder aus. Öffnen Sie dann die Augen wieder, um ganz zurückzukommen in das Hier und Jetzt.

Zweite Übung: Wärme

1. Sie beginnen wieder mit der Ruhe- und Schwere-Übung, wie im ersten Schritt beschrieben.

2. „Ich bin ganz ruhig, mein rechter (linker) Arm ist ganz schwer. Mein linker (rechter) Arm ist ganz schwer. Beide Arme sind ganz schwer. Die Beine sind ganz schwer." (die Übungen jeweils mehrfach wiederholen)

3. Wärme-Übung: Nachdem Sie die Schwere in den Armen gut wahrnehmen können, gehen Sie weiter zur Wärme-Übung.

4. „Mein rechter (linker) Arm ist ganz warm. Strömend warm." Achten Sie wieder auf die Reaktionen im Arm. Wiederholen Sie die Formel mehrmals. (ca. 6 Mal)

5. Wenn der rechte (linke) Arm warm geworden ist, gehen Sie mit der Aufmerksamkeit in den anderen Arm und wiederholen Sie die Formel auch hier. „Mein linker (rechter) Arm ist ganz warm. Strömend warm." (ca. 6 Mal wiederholen)

6. „Beide Arme sind ganz warm. Strömend warm." (ca. 6 Mal wiederholen)

7. „Die Beine sind strömend warm." (ca. 6 Mal wiederholen)

8. Zurücknehmen: Am Ende dieser Übung steigen Sie wieder aus der Entspannung aus. Das kann nach der Wärmeübung im rechten (linken) Arm sein oder beide Arme warm – je nach Übungsfortschritt. Beugen und strecken Sie die Arme mehrmals energievoll. Atmen Sie zwei- bis dreimal tief ein und wieder aus. Öffnen Sie dann die Augen wieder, um ganz zurückzukommen in das Hier und Jetzt.

Dritte Übung: Atem

1. Sie beginnen wieder mit der Ruhe- und Schwere-Übung, wie im ersten Schritt beschrieben. „Ich bin ganz ruhig, mein rechter (linker) Arm ist ganz schwer. Mein linker (rechter) Arm ist ganz schwer. Beide Arme sind ganz schwer. Die Beine sind ganz schwer." (die Übungen jeweils mehrfach wiederholen)

2. Wärme-Übung, wie im zweiten Schritt beschrieben: „Mein rechter (linker) Arm ist ganz warm. Strömend warm." Achten Sie wieder auf die Reaktionen im Arm. Wiederholen Sie die Formel mehrmals.

3. Wenn der rechte (linke) Arm warm geworden ist, gehen Sie mit der Aufmerksamkeit in den anderen Arm und wiederholen Sie die Formel auch hier: „Mein linker (rechter) Arm ist ganz warm. Strömend warm."

4. „Beide Arme sind ganz warm. Strömend warm."

5. „Die Beine sind strömend warm."

6. Atem-Übung: „Ich atme ganz ruhig und gleichmäßig." Lassen Sie die Atmung ruhig und gleichmäßig werden. Einfach in einem angenehmen Rhythmus ein- und wieder ausatmen. Lenken Sie den Atem dabei in den Bauch. Bei jedem Einatmen hebt sich der Bauch etwas, bei jedem Ausatmen geht der Bauch wieder zurück. Geben Sie sich Zeit, damit der Körper seinen idealen Atemrhythmus findet. „Es atmet mich." Wiederholen Sie diese Übung mehrmals.

7. Zurücknehmen: Am Ende der Entspannungsübungen steigen Sie wieder aus der Entspannung aus. Beugen und strecken Sie die Arme mehrmals energievoll. Atmen Sie

zwei- bis dreimal tief ein und wieder aus. Öffnen Sie dann die Augen wieder, um ganz zurückzukommen in das Hier und Jetzt.

Alle Übungen auf einen Blick:

1. Ruhe- und Schwere-Übung: „Ich bin ganz ruhig. Mein rechter (linker) Arm ist ganz schwer. Mein linker (rechter) Arm ist ganz schwer. Beide Arme sind schwer. Die Beine sind ganz schwer."

2. Wärme-Übung: „Mein rechter (linker) Arm ist ganz warm. Strömend warm. Mein linker (rechter) Arm ist ganz warm. Beide Arme sind ganz warm. Strömend warm. Die Beine sind strömend warm."

3. Atem-Übung: „Ich atme ganz ruhig und gleichmäßig. Es atmet mich."

4. Zurücknehmen: Arme fest beugen und strecken, tief ein- und wieder ausatmen, Augen öffnen.

Achtsamkeits-Meditation

Die Praxis der Achtsamkeits-Meditation: Schritt für Schritt

Track 4

1. Nehmen Sie eine aufrechte sitzende Position ein. Am Boden sitzend im Lotussitz, im Schneidersitz oder Fersensitz. Ein Sitzkissen erleichtert die aufrechte Haltung. Wenn Sie auf einem Sessel üben, rutschen Sie dabei etwas nach vorne, sodass der Rücken aufrecht und nicht angelehnt ist.

2. Achten Sie auf eine aufrechte Haltung. Nehmen Sie sich etwas Zeit, um sich ins Lot zu balancieren. Pendeln Sie dabei etwas nach vorne und wieder zurück, sowie nach links und rechts. Sie werden dann die richtige Balance für sich finden.

3. Gehen Sie dann mit der Aufmerksamkeit zur Atmung. Atmen Sie ganz bewusst ein, indem Sie die Luft durch die Nase (oder den Mund) einatmen. Spüren Sie der Luft,

die Sie einatmen, den ganzen Weg von der Nase bis in die Lunge nach. Achten Sie darauf, wie die Luft von der Nase über die Luftröhre in die Lunge und die Bronchien fließt. Wie sich dabei Nase, Mund, Hals, Brustkorb und Bauch anfühlen. Spüren Sie, wie sich beim vollständigen Einatmen der Bauch und eventuell der Brustkorb hebt.

4. Nachdem Sie vollständig eingeatmet haben, machen Sie eine kurze Atempause und atmen Sie dann wieder vollständig aus. Gehen Sie auch hier wieder mit der Aufmerksamkeit den Weg der Luft mit. Von der Lunge über die Atemwege zur Nase. Achten Sie darauf, wie die Luft aus dem Körper streicht, sich das Zwerchfell entspannt, der Bauch wieder zurückgeht und die Luft komplett aus dem Körper weicht.

5. Wiederholen Sie dieses bewusste Ein- und Ausatmen immer wieder. Machen Sie sich alle Empfindungen ganz bewusst.

6. Achten Sie einfach auf das Einatmen und Ausatmen. Sie müssen sonst nichts Besonderes tun. Sie brauchen kein Ziel zu haben. Es gibt kein Gut und kein Schlecht. Es ist vollkommen in Ordnung, wie Sie atmen.

7. Falls während des Atmens Alltagsgedanken auftreten, lassen Sie diese einfach weiterziehen und lenken Sie die Aufmerksamkeit wieder zurück zur Atmung.

8. Falls Sie im Körper verschiedene Empfindungen spüren, wie Schmerz in den Beinen, so atmen Sie einfach durch diesen Schmerz hindurch und lassen diesen wieder abnehmen.

9. Denken ist weder gut noch schlecht. Es ist von Bedeutung, dass Sie sich bewusst machen, dass Sie immer wieder in einen Gedankenstrom verfallen. Sie machen Fortschritte, wenn Sie immer früher erkennen, dass Sie abdriften, und die Aufmerksamkeit wieder auf den Moment zurücklenken. Genau dann, wenn Sie erkennen, dass Sie gedanklich abdriften, sind Sie vollkommen achtsam.

10. Es ist nicht wichtig, wie viel Sie denken, sondern wie viel Raum Sie dem Denken zur Verfügung stellen, während Sie achtsam sind. Je mehr Sie sich im Hier und Jetzt befinden, umso achtsamer sind Sie.

Imagination

Track 5

Die selbstgeführte Imagination: Schritt für Schritt

1. Nehmen Sie eine angenehme Position ein. Sie können auf einem bequemen Sessel sitzen oder auch auf dem Rücken am Boden liegen.

2. Entspannen Sie Ihren Körper. Achten Sie darauf, dass die Muskeln im Kopf, den Schultern, im Rücken, den Armen und Beinen ganz locker und entspannt sind. Atmen Sie ganz ruhig und gleichmäßig durch den Bauch ein und wieder aus. Behalten Sie diese entspannte Körperhaltung und Atmung während des gesamten Ablaufs bei.

3. Gehen Sie in Gedanken an einen Ort, der für Sie angenehm ist. Das kann ein Ort aus der Vergangenheit sein, zum Beispiel von einer schönen Urlaubsreise, oder auch aus der Fantasie.

4. Nehmen Sie sich etwas Zeit, um diesen Ort zu finden. Vielleicht befinden Sie sich an einem Strand im Süden oder auf einer Blumenwiese auf einer Alm in den Bergen. Wenn Sie etwas innehalten, wird der Ort wie von selbst auftauchen.

5. Versetzen Sie sich mit allen Sinnen in diesen Ort. Achten Sie darauf, was Sie sehen können. Welche Farben vorhanden sind, welche Formen. Ob bestimmte Pflanzen an diesem Ort sind oder ob Wasser da ist. Das Blau des Himmels, das Licht der Sonne und vielleicht einzelne Wolken, die vorbeiziehen.

6. Was können Sie hören? Welche Geräusche nehmen Sie wahr? Vielleicht das Rauschen des Windes, das Plätschern von Wasser, verschiedene Tiergeräusche, wie das Summen von Insekten oder das Zwitschern von Vögeln? Vielleicht können Sie auch andere Geräusche wahrnehmen.

7. Wie fühlt es sich hier an? Was können Sie im Körper spüren? Die Wärme der Sonne, wenn die Strahlen auf die Haut treffen? Die Frische der Luft, den Boden, auf dem Sie liegen, sitzen oder entlanggehen?

8. Und vielleicht können Sie auch etwas riechen und schmecken. Eine würzige Luft oder den Duft von Blüten.

9. Tauchen Sie mit allen Sinnen an diesen Ort ein und lassen Sie die Magie des Augen-blicks auf sich einwirken.

10. Sie können nun wieder ganz aussteigen von Ihrer Reise an den Ort der Kraft. Und Sie wissen, dass Sie in Gedanken immer dann zu Ihrem Ort der Kraft gehen können, wenn es für Sie angenehm und wohltuend ist.

11. Nehmen Sie sich dazu etwas Zeit. Atmen Sie ein paar Mal tief ein und wieder aus. Zwei- bis dreimal tief durchatmen. Bewegen Sie dann Arme und Beine etwas, etwas durchschütteln oder strecken. Machen Sie dann die Augen wieder auf, um ganz zu-rückzukommen in das Hier und Jetzt.

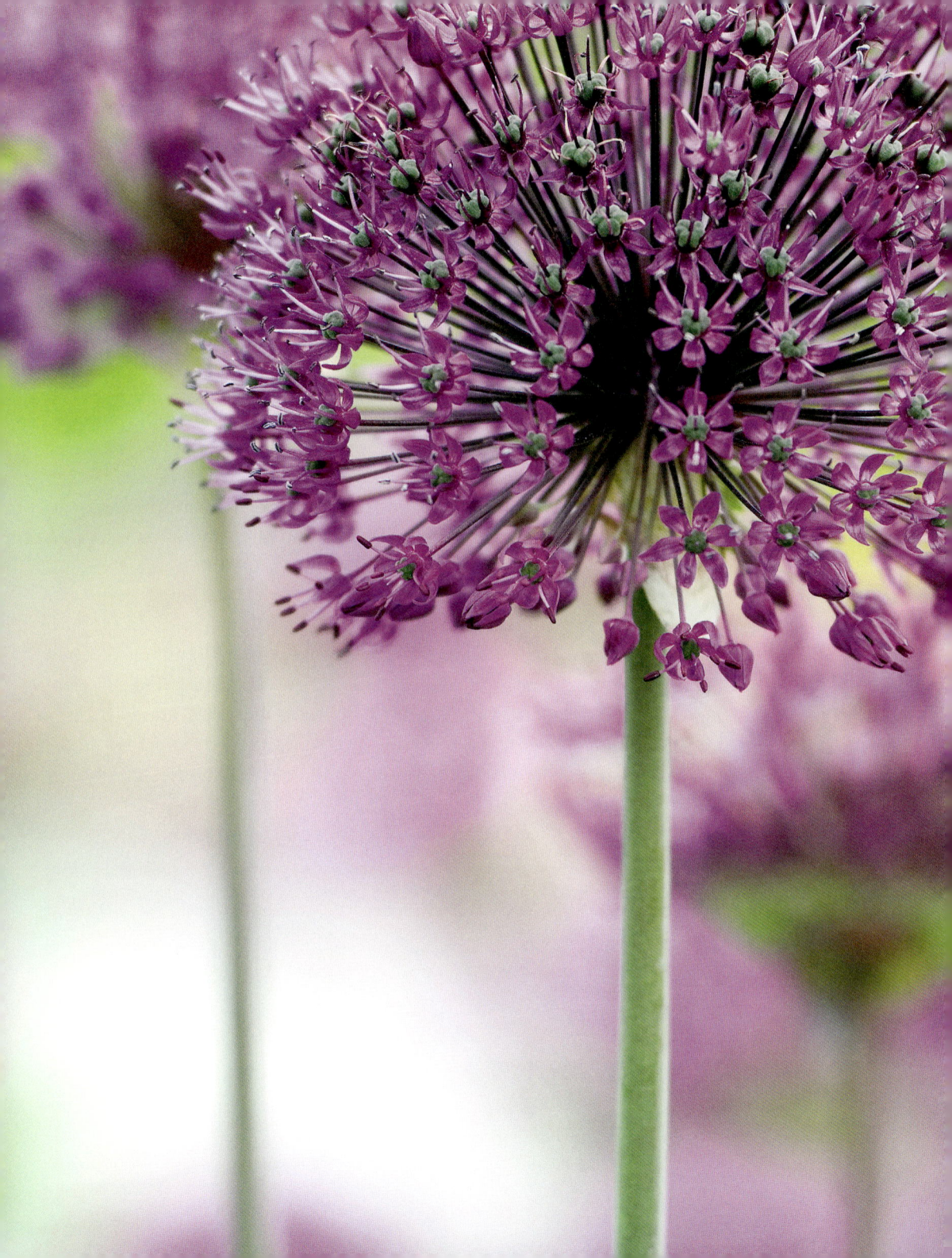

Mein Entspannungs-Tagebuch

Anleitung

Die regelmäßige Übung der Entspannung ist wichtig, damit sich die Wirkung des Trainings gut entfalten kann. Dieses Trainingsprotokoll wird Sie dabei unterstützen, regelmäßig zu üben, motiviert zu bleiben und auf die Wirkung der Entspannung im Alltag zu achten. Tragen Sie bitte den Grad der momentanen Anspannung oder Entspannung auf einer Skala von 1–10 vor und nach dem Entspannungstraining in das unten stehende Protokoll ein. 1 bedeutet, total entspannt zu sein, 10 extreme Anspannung. Der momentane Entspannungszustand wird sich irgendwo zwischen diesen beiden Polen befinden. Bei ihrer Einstufung geht es nur um das subjektive Gefühl der Entspannung. Dabei gibt es kein Richtig und kein Falsch. Als Kommentar können Sie besondere Erfahrungen eintragen, z. B. wenn Sie die Wärme in den Händen spüren oder der Kopf ganz frei von Gedanken ist.

In das Protokoll können Sie den Trainingsverlauf über vier Wochen eintragen. Sie können den Fortschritt dann auf einen Blick erfassen. Damit Sie den Fortschritt auch später überprüfen können, ist es empfehlenswert, dass Sie das Protokoll vor dem Eintragen erster Daten kopieren bzw. die Seiten im Beiheft verwenden.

Mein Entspannungs-Tagebuch

Woche von … bis …	vor Training	nach Training	Kommentar
Montag			
Dienstag			
Mittwoch			
Donnerstag			
Freitag			
Samstag			
Sonntag			

Woche von ... bis ...	vor Training	nach Training	Kommentar
Montag			
Dienstag			
Mittwoch			
Donnerstag			
Freitag			
Samstag			
Sonntag			

Woche von ... bis ...	vor Training	nach Training	Kommentar
Montag			
Dienstag			
Mittwoch			
Donnerstag			
Freitag			
Samstag			
Sonntag			

Woche von ... bis ...	vor Training	nach Training	Kommentar
Montag			
Dienstag			
Mittwoch			
Donnerstag			
Freitag			
Samstag			
Sonntag			

1 .... total entspannt
2 .... sehr entspannt
3 .... moderat entspannt
4 .... etwas entspannt
5 .... gering entspannt

6 .... gering angespannt
7 .... etwas angespannt
8 .... moderat angespannt
9 .... sehr angespannt
10 ..... extrem angespannt

Weiterführende Literatur

Für Interessierte und Fachleute

Kabat-Zinn, J./Kroh, M. B. (2011): Gesund durch Meditation. Das große Buch der Selbstheilung. München: Knaur. Besonders empfehlenswert im Original zu lesen: Full catastrophe living. Using the wisdom of your body and mind to face stress, pain, and illness. New York: Delta.

Ott, U. (2010): Meditation für Skeptiker. München: O.W. Barth.

Thomas, K. (2006): Praxis des Autogenen Trainings. Selbsthypnose nach I. H. Schultz. Stuttgart: Trias.

Für Fachleute

Bernstein, D. A./Borkovec, T. D./Oeke, M./Heyse, H. (2007): Entspannungstraining. Handbuch der progressiven Muskelentspannung. Stuttgart: Klett-Cotta.

Demos, J. (2005): Getting started with Neurofeedback. New York: Norton & Company.

Gesunde Arbeit NRW (2009): Belastungen – Auswirkungen – Gestaltung – Bewältigung. LIGA. Praxis 3. www.lzg.gc.nrw.de

IGES Institut GmbH (2010): DAK Gesundheitsreport 2010. Hamburg: DAK Forschung.

Lehrer, P./Woolfolk, R. L./Sime, W. E. (Eds.) (2009): Principles and practice of stress management (3rd Ed.). New York: Guilford Publications.

Petermann, F./Vaitl, D. (Hrsg.) (2009): Entspannungsverfahren. Das Praxishandbuch. Weinheim: Beltz.

Rief, W./Birbaumer, N. (2010): Biofeedback. Grundlagen, Indikationen, Kommunikation, Vorgehen. Stuttgart: Schattauer.

Statistik Austria (2009): Jahrbuch der Gesundheitsstatistik 2008. Wien: Statistik Austria.

Wittchen, H.-U./Jacobi, F. (2005): Size and burden of mental disorders in Europe – a critical review and appraisal of 27 studies. European Neuropsychopharmacology, 15, 357–376.

Stichwortverzeichnis

Bildquellen

Seite 2, 6–7, 151: © Helder Almeida – fotolia.com

Seite 9: © DI Norbert Novak – media-n.at

Seite 10–11, 36–37, 44–45, 56, 68–69, 138–139: © Yuri Arcurs – fotolia.com

Seite 15: © Picture-Factory – fotolia.com

Seite 31: © azazello – fotolia.com

Seite 50: © Dan Race – fotolia.com

Seite 65: © Jonas Glaubitz – fotolia.com

Seite 72: © rob3000 – fotolia.com

Seite 74, 133, 134, 136, 137: © Dr. Norman Schmid

Seite 77, 78, 86, 88, 89, 90, 91, 92, 93, 100, 102, 115, 121, 132, 135:
© Atelier Hannes Gsell (Model: Claudia Schadenhofer)

Seite 123: © alma_sacra – fotolia.com

Seite 160–161: © kristina rütten – fotolia.com

Seite 168–169: © Tadija Savic – fotolia.com

Seite 181: © zorani – istockphoto.com

Angaben zur Audio-CD

„Mein Weg in die Entspannung"

Trackliste	Dauer
❶ Atemtraining	10:04
❷ Progressive Muskelentspannung – reloaded	15:34
❸ Autogenes Training – Kurzform	10:04
❹ Achtsamkeits-Meditation	15:19
❺ Imagination	09:40
Gesamtlaufzeit	**60:43**

Text: Dr. Norman Schmid
Sprecher: Dr. Norman Schmid
Musik: Andreas Radovan
Produktion und musikalische Gestaltung: Andreas Radovan
Foto CD-Label: © DI Norbert Novak – media-n.at